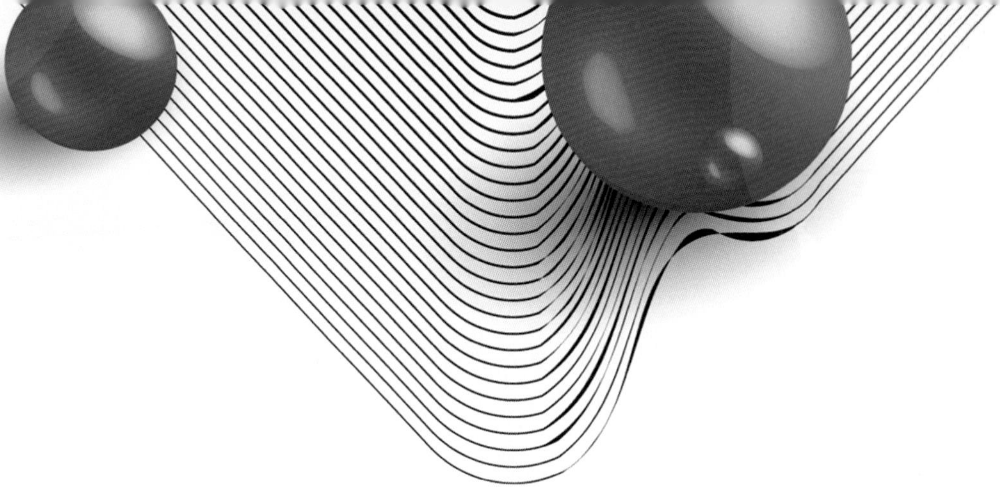

明·師·帶·你·練·氣·功

簡易八式健康功

潘明聰、施文儀／著

文經社

練習功法的必備良書

　　本書從氣功歷史來源、理論基礎談起，帶讀者進入一個更全面、深入的系統認識養生功法。氣功是中國獨特的文化遺產，在古人長期與疾病、衰老抗爭過程中，逐步認識積累而來，結合中國傳統醫學理論、儒道佛教，及民間流傳的各種促進身心健康鍛鍊功法，為廣大人民健康保健做出貢獻。

　　作者將修習三十年的功法簡化成適合普羅大眾行之簡易、好實踐的「簡易八式健康功」，特別適用於現代繁忙緊張的生活型態，不僅所需時間短，也不會出現其他功法可能導致的走火入魔、偏差的副作用。

　　最近幾年義大醫院中醫部不斷投入於八段錦推廣進入社區的活動，在持續積累經驗下，從中深感養生活動對健康促進的重要性，不管是社區族群、活動不便的銀髮族，甚至是需要坐輪椅的護理之家居民，看著居民們與照護者齊聚練習、相互交流的境況，加上看到各個居民身心靈不斷進步，深感欣慰。而此「簡易八式健康功」更有異曲同工之妙，也不由得由衷感佩老祖宗留下寶貴的智慧結晶，有鑑於此，期許這類有助益的功法能夠推廣到更大更遠。

　　作者對於氣功各式書中均有詳細的解說及注意事項提醒，從按摩拍打、搓揉甩手、到行走靜站、梳頭擊掌，從招法功效，到編歌訣方便讀者記憶，甚至特設練功計畫表幫助讀者紀錄，實為一本練習功法的必備良書，也是一本可作為氣功推廣最有力的推手，在這裡誠心推薦給所有練習氣功愛好者及廣大民眾。看到本書作者練習氣功的各種分享，不禁想要分享給各位。

醫學博士／蔡金川

義守大學學士後中醫學系教授／義大醫院中醫部部長

丹道養生的體會與見證

智慧之大，大在無私；靈氣之妙，妙乎能通。「社團法人大智慧靈氣研究會」身心靈導師潘明聰先生本諸無私無礙之公心慧心，發願分享其平生勤習勤修之道功法果，新近完成《簡易八式健康功》一書，將本門之神功妙法以圖文並茂、聲影兼具形式公諸於世，付梓之際筆者有幸先睹為快，拜讀之下以為書中內容無論所師所事所議所論，皆信而有徵並具體可行，故心悅誠服推薦之。

導引行氣藉以護持身心、延年益壽，此理論與實際若就傳統學術而言，當歸之為「丹道之學」，在常民文化中其乃源遠流長，並有不可忽視之地位與影響。運功養生之風起於何時已不可考，惟在華夏文明中能大行其道，道教丹鼎派之推波助瀾自是功不可沒。此派初興於魏晉、蛻化於隋唐而盛行於宋金元明，至今緜延不絕，其宗門間雖各有殊勝，但長生之理在乎性命雙修、形神交養，此則志同道合毫無異議，南北各宗並一致奉承魏伯陽之《周易參同契》為典範，稱之為「千古丹經之王」。

金丹之道起先以外丹之淬煉服食為義，爾後方漸轉為內丹之探賾索隱；外丹曾衍生之流弊已然不必多說，現今依舊可修可練可參可驗者自以內丹為主，然法門無量，丹道之學自亦多端，要之，簡易上手且不受限乎時空環境及素材資源，理當最為可行，潘先生所提倡之功法即具足如是條件而值得大力推廣，蓋書中所揭示之道法歌訣明白易記，渾不似舊典古作之隱晦難懂，功夫操作之指示亦擺脫故往之神祕敘述而平實通曉，其技巧之樸素與架式之自然復令人稱羨，凡此均能符合無時不宜、無處不宜、無人不宜之普遍需求。

內丹之學常見龍虎鉛汞之說，其關鍵不外乎提氣聚氣養氣化

氣。氣之存在本分陰陽清濁，且陰中有陽、陽中有陰而可互補轉化，重點端在於彼此均衡和諧即能相得益彰，至其清濁升降之道，亦復如是之相續相生相反相成，職此之故，凡導引行氣、運功周旋之際，心意念之專一凝注、靈通暢達絕不可少，並當嫻熟剛柔並濟、動靜有節、往來一如、開合無間之道理而能以虛御實收放自如，若念有所偏而執於一隅，氣即跌宕失序橫逆違和，如是之過非但盡棄前功、一事無成，甚者傷神害形、殘生損性，古來謂之走火入魔，並戒慎恐懼之，據此可見外在技巧形式之熟稔固不可少，但尤為重要者更在乎內在心境之調適和心知之調理，本書於此既諄諄於言而耳提面命，是以特闢〈靜心〉一章節以言主體修養之重要，其他隨機所示者亦所在多有，作者如是之煞費苦心儼然而成本書另一特色。

　　潘先生長年茹素清修自守，性情淡泊為人謙和，然執事必敬而當仁不讓，丹道之學本有綜合儒道佛之傾向，潘先生生命型態於此亦具體而微。又，潘先生多年前曾潛心研究老子《道德經》而有相當之成果，因之榮獲哲學碩士學位，是時筆者即曾鼓勵出版，但潘先生總以未必圓融而願俟之來日，今見潘先生此書之論鬆柔慢靜等心法，實多出於自家詮釋老子《道德經》之所得，筆者既欣喜潘先生將古典智慧融於當下之體驗，亦期盼其關於老子《道德經》之學術成果能儘早刊佈以惠世人。

戊戌年孟春　南華大學哲學系專任教授／陳德和
寫於嘉義旅次觀天居

簡單易學的養生功

　　施醫師文儀兄曾任職衛生署疾病管制局副局長多年，功在國家。宜信有幸在擔任衛生署中醫藥委員會主任委員期間（二〇〇二年至二〇〇九年），與文儀兄共事多年，相知相惜，深感榮幸。欣聞文儀兄和其氣功老師潘明聰先生之大作《簡易八式健康功》即將出版，特為其作序表達敬佩與恭賀之意。

　　施醫師文儀兄也是位仁心仁術的好醫生，他深知能瞭解病人的問題，才能正確醫治病人。他善用民眾及病人熟悉的言語，來拉近醫病關係。因而在問診時能正確瞭解病人對症狀的描述，減少因語言不通造成意思誤解，深獲民眾肯定。他在擔任公職期間，極力推動所屬公職同仁也發揮此特質，獲得媒體及民眾好評。

　　全球醫學發展更已由「治療疾病」（Disease Treatment），邁向「健康促進」（Health Promotion）發展。筆者行醫三十餘年，擔任教職二十餘年，目前擔任慈濟大學學士後中醫學系之教授、系主任，教導醫學生「傷寒論」、「方劑學」及「中醫養生學」等課程。

　　我認為《黃帝內經》是中醫最重要的經典之一，《內經・上古天真論》所指出「預防勝於治療」的觀念，闡明了防止或減緩老化，並不只是靠藥物，而是應該關注身、心、靈之和諧與平衡。值得忙碌的現代人借鑑。

　　也認為我國人口結構早已邁入高齡化社會，慢性病、老年病、身心症和癌症等成為最常見的疾病，耗用社會資源甚多；中醫在這些領域皆能發揮功能，可在預防、治療、復健或照護上應與主流醫學（西醫）相輔相成。並得由中醫理論為依據，結合生活習慣的改變，運用中草藥、飲食、運動、針灸、按摩、推拿、瑜伽及靜坐冥想等方法，來延緩衰老過程，促進民眾的健康。

承上，潘先生與文儀兄的大作理論與實務兼備，從〈解密健康功〉、〈動動身體練功法〉到〈長久持續不間斷〉深入淺出，引人入勝。內容從氣功、健康、簡易、動靜、身鬆、心靜、通則到淵源，細說養生之道及養生功法。

並實際演繹健康功之簡易八式，包括：

（1）按摩拍打強筋骨　（2）十指搓揉通臟腑
（3）扭腰甩手塑腰腹　（4）慢快行走益難數
（5）自然靜站念漸無　（6）鬆柔梳頭緊繃除
（7）放鬆掌擊導氣速　（8）舞動生機活力足

搭配影音教學，簡單易學。真是一套極為珍貴的養生練功大作，料將帶動一股養生練功的風潮。

筆者具有中醫師及西醫師的資格，執業將近三十年，筆者認為中醫看病，主要是觀察人的「狀態」有什麼偏差，辨「證」論治，中醫治病則是運用「一針、二灸、三湯藥」。筆者常建議親友面臨上述這些領域的疾病，可運用中醫辨證論治和中醫在「養生保健」及「兼顧治病與身體調養」之特性，來進行健康促進，並減少藥害等方面。

在台灣，各大醫療院所都設有中醫部，總計有將近五千六百位中醫師為民眾服務，本書的發行將可提供中醫師做為指導民眾的養生練功教材。若能善用中醫界共同推廣，將有助於帶動民眾學習導引與練功的風氣。相信這也符合兩位作者「念練功」及「念推廣」之心願。

再次對文儀兄不辭辛勞，立功立言，表達敬佩與恭賀之意。也祝願藉由本書的發行，台灣民眾能更健康，更幸福。

慈濟大學 學士後中醫學系 系主任／林宜信

分享健康

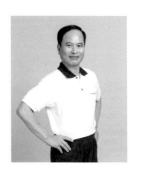

　　投入氣功領域悠悠數十載，從探索氣功的淵源、人體精密的工程、宇宙能量的奧祕……，無一不吸引著我，尤其見到許多人因為氣功的學習而修復了身心，內心更是欣喜！氣的存在、氣的妙用、氣的導引，在我的生命中應該被推廣，這樣的念頭未曾間斷。

　　「大智慧身心靈養生氣功」創始至今已二十餘年，歷經多年的習練和修正，其完整性已俱備。此套氣功，以功法的習練為基本，從暖身到靜功，再到半靜半動功法、動功、緩和收功，讓身體得到全方位的呵護和放鬆。

　　而在練功過程中，「鬆柔慢靜、專注當下、觀照身心」更是此套氣功的心法，因為惟有身體放鬆、內心平靜，我們的內在之氣、能量才會湧現，疏通經脈強化健康，同時安定心神淨化靈性，因此，此套氣功不僅是養生的良方，更是身心靈的滋養。

　　這些年，在教導氣功的經驗中，領略大道至簡、以人為本的重要。於是開始將豐富的養生氣功，針對忙碌的上班族、身體曾經受傷或病痛、漸漸老化的朋友，整理一套適用的功法《簡易八式健康功》於焉問世。

　　感謝美好的因緣際會，文儀師兄加入編纂的陣容，讓簡易八式更加詳盡且易行久練。還有一路盡心盡力的夥伴們，感謝您們！一份法喜一份願力，大家成就了簡易八式之書文、影片的發行，「分

享健康」我們並肩同行。

　　本書共三篇。第一篇：〈解密健康功〉，分八個章節來介紹此套養生氣功。第二篇：〈動動身體練功法〉，以八個章節分別介紹簡易八式功法。每一式功法，陳述了學理、招式、功效，末輔以「歌訣」總結並方便記誦，同時我們附上了一些朋友練功的事例來和讀者分享，盼望更多人在身心健康上得到幫助。第三篇：〈長久持續不間斷〉，以三個章節探討練氣功如何得力，在第三章〈念常久〉中開立了「身心處方」，可資讀者參考自身需求，只要耐心下功夫，身體定會愉悅地告訴我們結果。

　　另外，為協助讀者養成練功的習慣，設計一套完整「我的練功習慣養成計畫」，用十九週的努力，送給自己一份禮物：成就感與健康，值得啊！

　　為了協助讀者能清楚瞭解簡易八式的每一個招式，除了書本附上圖片外，也隨書附贈小書籤，印製了「大智慧身心靈養生氣功——簡易八式」功法影片的掃描條碼「QR Code」，只要用手機、平板電腦輕輕掃描各式功法的條碼，即可觀看各式功法的招式和解說，小書籤隨身帶，健康隨時在！除了可以輕鬆地自行學習，也歡迎分享給身邊的親友，把養生和健康大方送出去，美事一椿。

　　「分享健康」從此刻起！

潘明聰

目錄

第一篇　解密健康功

第二篇　動動身體練功法

第三篇 長久持續不間斷

練功有效嗎？恆練見效！偶練見笑！

　　眼疾是我和大智慧氣功結緣的因緣。

　　二○○三年 SARS 疫情結束後，好友郭友渝醫師時任署立台東醫院院長，知我飽受眼疾之苦，引薦我至嘉義認識其氣功老師潘明聰先生，當時我抱著姑且試試的心態去了一趟。記得當時和潘老師閒話家常，老師也善說我眼疾因緣，並指導功法原理，及幾招按摩拍打的技巧。

　　當時，我覺得連針灸都很難療癒我的眼疾，怎能相信按摩穴道就會有療效？不過此行，倒是對於潘老師的慈悲及傳說，充滿好奇及期待。當然，告別時我雖然答應會常練習剛學的功法，然而事實上，練沒三天就忘了，又過了幾個月，已忘了怎麼練，又過了數月，已拋至九霄雲外。郭院長問起「眼睛好些沒？」、「練功有效吧！」，我怕辜負他的好意，只能慚愧地回答：「還好！」

　　二○○七年，後 SARS 之各項防疫措施及修法已臻完備，不若先前之忙碌，然眼疾未有起色，遂決心追隨潘老師學習大智慧全套功法，故正式入門學功。經過入門課程及儀式的洗禮及焠鍊，當下自我還許下「好好練功」的心願，然而每每練功時，老是期待奇蹟及速效的出現，而一般見證常見的「一夕痊癒」的奇蹟並未出現，內心狐疑：我已在練功，卻不見效，還要投資下去嗎？

　　不切實際的期待和疑心，讓每次的練功不只成為運動而已，應

付及逃避心態已悄悄地佔據潛意識的一片小區域，伺機而動。這回練功是練得多些，也維持較久，但是未見效的原因，除了上述不當心態之影響外，我對於漫長的暖身功法毫無耐心，也是不見效的因素。獨自練功時，暖身功法多簡單應付了事，偏愛靜功；團體練功，依樣畫葫蘆，身心未合一。

在家時，妻子純屬「叫練」，只是口頭督促我去練功，未曾和我一起練，而師兄姐也會來電關心練功的近況，並加油打氣。這樣的情況也僅維持幾個月，就因擔任登革熱防疫前進指揮官，常駐高雄，日以繼夜地奔波防疫，因而停止練功。

對我而言，防疫的辛苦雖然遠遠大於練功，但防疫的成就感足以撫平及安慰辛勞，但是練功未見效，辛苦越加重，當時，練功的痛苦有了正當理由可以解脫了。老師若問起練功事，我不必再「見笑」地回答。

二○一一年，眼壓居高不下，趕緊臨時抱佛腳，練功壓不下眼壓，只得住院手術治療，術後長達三個多月不見五指，只能休假在家，形同閉關，終於定下心來練功，每天練功六至八小時，為了掌擊不礙鄰居，我每日躲在廚房掌擊八十分鐘，手掌瘀青、龜裂、脫皮而不懈，粗糙的雙手不只會咬住衣服，妻子也討厭和我牽手。

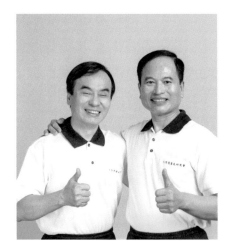

不料，竟然在兩三個月後，我的手如嬰兒般地細嫩，老師說這是脫胎換骨的再生。此時在看不見的狀況下，全心全力練功，雖有些不得已及無奈，但也是最精進的時

刻。視力恢復後，雖然回去上班，因練功的習慣已養成，不再以練功為苦差事，只是尚未成為樂事。

二〇一三年三月，我決定退休，心想：我得在「鞠躬盡瘁，失明後已」和「留得一眼明，不怕沒風景」中選擇一個來處，事態甚明，選擇退休無庸置疑。

退休做什麼？我有幾個好朋友退休後沒多久就往生，我得在漫長的退休生涯中，有個重心，有個健康生活的著力點。想要路走得遠，不是急著走，而是把身體練好。因此，我告訴自己，也向潘老師承諾，退休後，我將每週到嘉義中心道場閉關練功三、四天，至少兩年。

此間，妻子每週陪我南北奔波及練功共三年多，堅持不懈，她原來不練功的，最後竟然也入了門，並考上教練。以前，妻子只是「叫練」，現在則是名符其實，充滿氣感的「教練」。為了我的練功，妻子在石牌的區民活動中心租了一個時段，每週由妻子帶我練功，我們「婦教夫練」，好不美滿幸福。有朋友想練，就請來「陪」我們練，來不用報名，去不必報准，留下來持續練的人多是有感覺的。

我的眼疾除了中、西醫之正規治療外，也配合運動及營養補充，並採用各種符合科學的養生方法如：練氣功、飲氫水、睡遠紅外線床墊等輔助性療法來對治這不明原因的疾病。從上述的描述，可知練氣功是最重要也是最辛苦的一項。

以前我是「辦公一條龍，回家一條蟲」的公務員，工作時全憑腎上腺素和利他理念所撐起的意志力來支撐，僅憑一眼的朦朧視力，仍戮力工作近二十年而不懈。至今，我的眼疾雖未痊癒，但尚

能寫書也是奇蹟了，奇蹟不全是練氣功所致，但心裡明白，若沒有練功，生活將是一片黑暗。

姑不談眼疾，光是練功後，身體筋骨逐漸柔軟不再僵便、「中廣鮪魚肚」漸消、回到家不再癱在沙發上、靜坐更持久、更有意願運動等，都是練功見效之事證。

這兩年，生活更趨規律，每日早睡早起，晨起即至健身房跑步機上練行走功，成為我的定課。健身房的練功及運動成為每天快樂的時光，獨練再也不孤獨；每週由妻子帶功，從頭練到尾，以不荒廢過去所奠下的基礎而功虧一簣。行走時多以靜觀腳底踏地之鬆沉，或放空無念地奔馳，當出現厭倦或偷懶心態時，會在行走中吟詩誦詞，將時間拖過「逃避」期，或是變換速度或坡度，減少單調及孤寂感帶來的厭倦及鬆弛。

如此下來，練行走功漸成為習慣，不走不快，健康體適能及靈活度大增。每次遇到老同事、老朋友，他們都會如此地「讚嘆施副」：「施副！您退休後變年輕了，怎麼做到的？」我想，這是最客觀的見效吧！

二○一七年三月，我退休滿四年，當時寫了〈退休大學畢業報告〉，就形容自己是「退休大學氣功系」未留級的畢業生。詩寫著（發表於個人臉書）：

古典力學（氣功）

退大選讀氣功系，

天資魯鈍難大器，

頸僵腰硬久積習，

幸賴老師不捨棄；

日操夜補氣難啟，
自嘲無感氣功迷，
勤練緩走打無極，
莫愧身心不留級。

　　練氣功有沒有效？我的答案極簡明：第一是「恆心練會有效」。若以練「久久神功」之方式，久久練一次，就算你一次練久久，也難得見效。第二是心態要健康，以前我蹉跎練功時光，只期待好功法會有奇蹟和神效出現，那是不切實際的幻想，也會讓外人「見笑」。殊不知好功法也要好好練，有恆心地、無求地練，功效將在不知不覺中改變了習慣，改變了健康，改變了錯誤的觀念。

　　我的經驗告訴我：將練功融入生活作息中，先挑一、兩式對治病痛的招式，長期習練，更易見效。我在此不怕見笑地和有緣人分享我的練功故事，就是怕大家走了冤枉路而不見效。

　　「簡易八式」為恩師潘明聰先生所創。為了不讓初習者敗在惰性及恆心，特從大智慧整套功法中擷取簡單、易行、有效的招式並加入新創之梳頭功，合成一套，從頭到腳、從身到心均照顧到的簡易功法，並囑咐我以小冊發行普傳，不限入門弟子，均可習練。

　　因深覺此功法有益世人，老少咸宜，可以正式出版發行，利益更多有緣人，故著手潤飾，增添枝葉，以符書籍架構，並佐以歌訣，讓讀者增添趣味及記憶，習練時更易掌握重點及要訣，通俗而平易近人，以不辜負老師普傳之美願，是所幸甚。

施文儀

壹
解密健康功

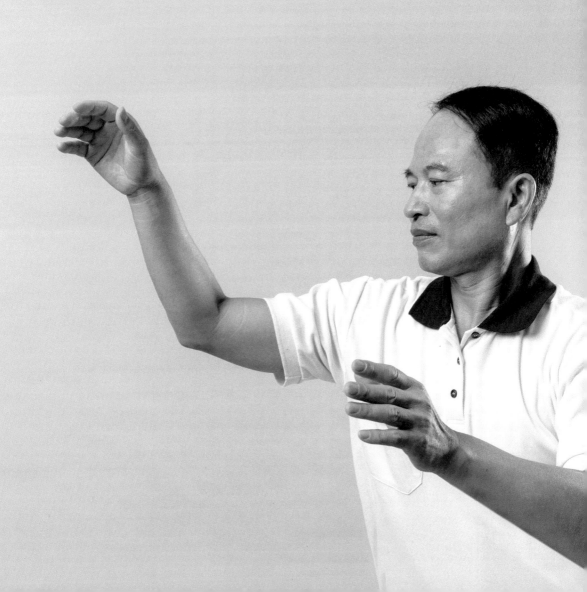

第一章
說氣功

昔者為舞今為武，養生修道強筋骨，

無色無相疑無路，有練有覺心有譜。

　　雖然已經是二十一世紀，但是對許多人而言，談到氣功，仍覺得有些神祕、不可思議、像個謎，甚至只是很不科學的無稽。然而，氣功的內在是「生氣勃勃的能量」，而外顯則是「氣血舒暢的功夫」。

「氣功」是什麼？

　　就「氣」而言，活人皆有之，容或不足，也只是不察。吾人練了功，氣就足，生氣勃勃就成「功」了。故氣功本非無稽之理，亦無神祕之象，只要去實踐，就會有察覺、有感受、就成功了！

　　何況現代科學已對氣功加以研究及解析，透過生物物理學的分析與測量，都能有極高的再現性及精確度，例如：目前已應用腦波來定義「氣功態：腦波呈現 α 波，介於八至十赫茲（Hz），人處

於清醒態與睡眠態之間，亦稱「入定態」。呼吸勻緩，脈搏減少，腦波頻率降低，感覺鈍化，知覺恍惚等效應。

「氣」不再神祕！

所謂氣功，是指以調整呼吸（吐納或安那般那呼吸法）、身體活動、意識為鍛鍊方式的一種身心活動或呈現，以追求身心健康、延年益壽或潛能開發的人生目標。

我們知道，東方世界有兩個偉大的修身發明：中國發明氣功、印度發展瑜伽。兩者有異曲同工之妙，只是氣功偏養生、修練與武術；瑜伽重視修行及相應。「氣功」是中國幾千年來綿延流傳的「養生」與「修練」的一種方式。它是古代先民在生活和勞動中，與疾病、衰老奮鬥的過程裡，所創造出的一項身心鍛鍊的方法。

秦朝呂不韋所著《呂氏春秋·古樂》書中如此的記述：「昔陶唐氏之始，陰多滯伏而湛積，水道壅塞，不行其原，民氣鬱閼而滯者，筋骨瑟縮不達，故作為舞以宣導之。」其意思為：由於洪水滯留，水濕之氣太盛，人們普遍出現了肌膚的疾病，以及筋骨關節痠痛的不適。為解決身體上的疾病困擾，乃根據平時積累的知識，選用某些肢體動作，用跳「舞」的方式，作為舒筋壯骨，通利血脈，強健體質之用，這就是氣功發展的最初階段。

換言之，「氣功」是人類在大自然和疾病的抗衡中，運用意識的引導，實行自我調節、自我控制，而使自身健康長壽的一門技術。它具有中醫保健的本質，也有中國武術運動的特色，是我國珍

貴的傳統文化資產。

古老又神奇的氣功，自一九七九年起，即由中國科學院、中國科委、中國科協、衛生部和其國家體委組織成「中國氣功彙報會」，會上通過科學儀器的探測，證明氣功「外氣」之一是屬於遠紅外線光譜、靜電、磁場和某種「流」的物理現象。（林厚省，《氣功學》，臺北：林鬱文化事業公司，二〇〇〇年，〈前言〉頁1）

「氣」又是什麼？

氣功的種類龐雜，眾多流派和不同功法形成的原因，涵括有：歷史的根源、地域的限制與人生哲學的不同等。而若以強化生活品質、激發生命潛能，使生命更加美好，則各個流派可是殊途同歸，萬流歸宗啊！

「氣」，是中國哲學範疇的重要命題，是傳統養生學的精要，從中國養生保健的觀點論之，也被視為生命之本源。

中國最早的醫學經典《黃帝內經》約十五萬字中，「氣」字就出現了近三千次。中國傳統醫學講「氣」的時候分的很細，主要有元氣、宗氣、營氣、衛氣等四種。「氣」是一種「共振」，是人體內能量、信息的泛稱，是生命的基本元素，雖然無色、無味、無相，卻是遍布人體。

在中醫學認為人體有所謂「氣血」的無形能量在體內不斷流通循環。所謂「血」就是指血液或淋巴液等人體內的所有體液，而「氣」就是控制這種血行的力量。這種氣與血並非互不相干，而是

有著表裡一體的關係（竹之內三志，《經穴療法大百科》，臺北，三悅文化圖書公司，二〇〇七年，頁168）。而致力於能量醫學的生物物理博士王唯工先生則認為：氣就是一種「共振」，是血液循環的原動力（王唯工，《氣的樂章》，臺北：大塊文化出版公司，二〇〇四年，頁48）。

由於諸方專家及學者對於「氣」的不斷研究追求，以至於衍生出以下幾種人們對於氣功的普遍定義，針灸大師石學敏醫師整理如下：

一、 從「氣」的角度來認識自己的身體，回歸自然的實踐。

二、 通過意識的運用，讓生命運動處於優化狀態的一種健身鍛鍊方法。

三、 以心神為主導，以精氣為基礎，通過身心的和諧統一，

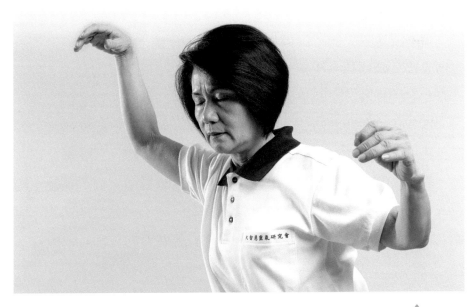

調整強化人體的機能達到最佳狀態，窺探人體的玄機奧祕，開發人體深藏的潛在能力。

四、 為一種鍛鍊大腦皮質層為主的全身心整體性自我鍛鍊。

五、 是一種專門調動和應用人體場的能量流（內氣、真氣）的自我鍛鍊方法，以醫療保健，開發潛能，以提高人體的素質和能力。

六、 藉由內向性運用意識的鍛鍊（即所謂調心），增強對自身生命運動的調節、控制和運用的能力，以達到身心和諧（內環境）及天人合一（外環境）。

七、 有關道德實踐的一種修養方法。

（石學敏主編，《中醫綱目‧養身康復》，北京：人民日報出版社，一九九三年，頁 1942）

用氣功調整身心靈

綜上所述，「氣」可以從有形及無形兩部分來窺知，有形的氣包括人體為維持基本生存條件所必備元素；無形的氣則是進入到身心靈和諧的修練，以及達到天地人合而為一的境界。

隨著時代的遞嬗演變，人們在多元的社會裡可以選擇的運動、養生方式越來越多。近數十年來，全世界學習氣功的風氣非常普遍，許多人寄望古老的養生之道能為自己帶來健康，而「氣功」的習練是回歸古人自然養生法則。透過調身、調心、調息的功夫，而進入鬆、靜、自然的狀態，實為解決身心靈壓力的一帖有效良方。

有一天，我與一位長年飽受身心疾病困擾的先生閒聊，對方述說這幾年來因身心困頓而遍訪名醫，吃了很多的藥物及保健食品，但卻無法有效改善日益衰退的身體。我說：「我介紹一位非常有名的名醫給你，他絕對可以有效地幫助你。」對方睜大了眼睛，滿臉期待的說：「是哪一位？我要趕快去找他，讓身體快點好起來」，我笑答：「就是你自己本人啊！」

　　事實上，我們是自己最好的醫生，只要我們能夠誠實地面對自己的生命，相信身體是愛我們的，而我們也願意用心去疼惜呵護長期無怨無悔、默默奉獻的身體，那整體生命品質的提升，是可以期待的。

自己就是最好的醫生

　　幾年前我的右邊肩膀開始疼痛，越來越嚴重，吃飯夾菜還要用左手來提住右手，在餐桌上難過得忍不住流淚。去找民俗療法，也試過刀療、火療，但還是在痛苦中。

　　老師告訴我，自己是最好的醫生，每天慢慢去按摩或揉推，或是用慢動作去伸展雙手，把緊繃的地方鬆開，要有信心和耐心。於是，我忍著痛、用心去做，一天一天真的有感覺越來越好，最後終於和疼痛說拜拜，我希望自己一直是位好醫生。

第二章
說養生

抗老防病疾未發，當下力行方做罷，

天堂獨行墳自挖，療肝傷腎怎不傻。

　　養生是一個極為現代及科學的概念。養生以預防老病為原則，以延年益壽為目標，在以解脫生老病死的佛家中看不到這樣的主張，但在倡導天人合一的中國道家和醫家，則充斥著這類思維。

養生最初的本質

　　別以為養生是落伍而不堪用的老古董，「養生治未病」的預防醫學觀念，是目前最先進也最主流的顯學。養生學主張人應依據大自然及生命運轉變化的規律，順應而為，以養護身心延年益壽。

　　「養生」，字面字義就是「養護生命」。「養」是確保生命的延續；「護」是避免生命的傷害；「生」是指生命，它涵括「身」與「心」，也就是古代所說的「形」與「神」。當人的生命結束時，為「五臟皆虛，神氣皆去，形骸獨居而終矣」（《靈樞·天

年》）。如果能夠明瞭並實踐養生之道，就能如《素問·上古天真論》所說的：「形與神俱，而盡終其天年，度百歲乃去。」

換句話說，「養生」不只是供給或滿足生命之基本需求，也要思考如何更健康，並避免身體受到不必要的傷害而減短壽命，進而能盡其天年。養生有五個基本理論原則，否則就不是養生。五個基本理論原則分別是：**預防的、現在的、進行的、全方位及個人的。**

養生是治未病

預防是養生的根本理論，如不是預防，則非養生。《黃帝內經》寫道：「聖人不治已病，治未病。」老化及疾病是可以預防的，延緩老化及預防疾病的結果是「健康」，成果是生命的延長或不縮短。生命過程中，老化的必然，加上個人生活態樣、環境因素、病原等因子，健康是不斷在流失，而處於亞健康狀態，若不及時「養生」調整，疾病終會上身。

養生是讓健康的身心不走到亞健康，亞健康能回到健康，老化的速度減緩，養生才有效果。 養生是否能延年不得而知，不過在天年以前，都是健康的生活，一定比病床上的延年更有意義、更有品質。

養生是現在進行式

養生是要現在養生，它不是過去或未來的事，是當下的事。健

康的行為和養生的方法是不能等待的。有人「乞丐許大願」：「有朝一日等我退休有空、小孩結婚、孫子出生，我就要好好練功。」卻忽略了養生不是未來的事，未來才養生，不就等同現在在「殺生」？

養生不只是現在的事，而且是現在進行式。健康行為或養生方法應該融合在生活當中，配合作息，讓它易於執行，易於持久；不是經常被不健康的生活行為打斷、弄亂。絕沒有此刻酗酒，明天再來養肝；今夜熬夜，明天再來補眠或貼面膜救黑眼圈的事。

養生行中庸之道

養生通常是全方位的，避免養肝傷腎、塑身傷胃這類事情的發生。各種養生方法或有其特殊功效，但不應有副作用，否則形成挖東牆補西牆的不智之舉。目前許多養生法，缺乏全方位照護，或操作不當，造成越養越生病，比如：不正確的動作造成運動傷害、爬山傷了膝蓋、食療瘦身保健反傷肝腎，腳底按摩造成足底筋膜炎、護膚美容皮膚變敏感……等等，不勝枚舉。正確的養生，配合天候時令、生活節奏及身體所需，適時適量地執行，才是順應天、人、自然的中庸之道。

養生是個人的福分

養生是個人的事，是自己為自己養生，若養生都要靠別人，縱

使有效，也是有限。養生是個人的福分，不健康的行為是個人造業，別人或許能在你的養生上，扮演督促、提醒、協助、陪伴或激勵的角色，但若凡事都需人侍候，就很難養生。按摩拍打、梳頭或許可以別人代勞，但是走路總得自己走，掌擊總得自己拍，不走體能不會好，不拍氣血不會通暢啊！

掌握養生五大基本理論，練什麼功，吃什麼補，都會立竿見影。違反這五大理論，多有效的養生都只是空中樓閣罷了。

第三章
說簡易

式少招簡效明顯，場地道具皆可免，
易學易懂也易練，久練練久不生厭。

　　本功法既以「簡易」為名，必有其簡易之理及簡易之實。何謂「簡易」？**式少、招簡、效明曰簡；易學、易練、久持曰易。**

　　氣功種類繁雜，已問世養生功法更是五花八門，本簡易八式，八個招式數量不多，頭手腰腳、臟腑筋骨、或動或靜，皆已涵蓋，全練或揀擇其中幾招習練均有大用。

　　八式中，「扭腰甩手塑腰腹」、「慢快行走益難數」、「自然靜站念漸無」和「放鬆掌擊導氣速」四式屬有固定招式。「按摩拍打強筋骨」、「十指搓揉通臟腑」、「鬆柔梳頭緊繃除」和「舞動生機活力足」四式則無固定招式，或可謂自由式。

　　固定招式中，靜站只是站立不動，甩手、行走和掌擊都是同一招式反覆操作習練。而為了把功效提高，或避免受傷，因此要提醒習練者一些注意事項。單論功法本身，招式簡單，易懂易學也易

練，養成久練之習慣，隨時隨地皆可習練，功效明顯有效，只有行走需稍選擇適當、安全的場地外，其他均不必太費神，也毋需任何工具或道具，再簡易不過了。

自由式之四式，更是自由揮灑：針對身體各部位的需求，它們各有其操作的主要標的，例如：腿、手掌、頭，而舞動則進入全身性操作，除了鬆柔，另無章法，故說其簡、說其易，並非過言。

現代生活進步，為維持社會安全、和諧，以前簡單的事日趨複雜，生活步調也日益緊湊。要調整現代人的健康問題，養生功法不能再增加現代人的負擔，因此越簡易越好，簡易八式乃順應現代人之需，特在「大智慧法門」養生功法中，揀擇簡單有效之招式，加上筆者數十年教功練功之經驗，予以修飾調整，再予以模組化而成，是最適合忙碌的現代人養生之用了。

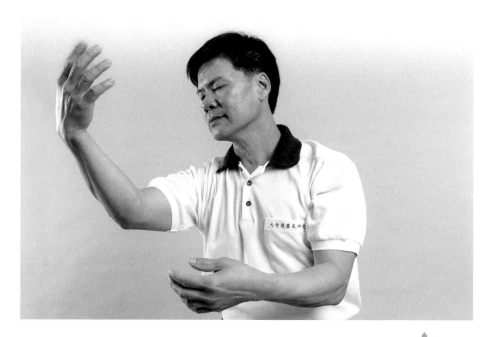

第四章
說動靜

風吹幡動實心動，心靜氣動自成功，

泰山崩前如如中，不靜豈堪蟲飛嗡。

　　動與靜，不只是物理現象，它是文學中的觀察素材，也是哲學裡的辨證思維。動與靜看似相對、相反，但在文學及哲學的表現上，也可以是互補、相容、相融於一體，這種觀點，在氣功的學習或宗教的修持上，頗為一致。

靜中有動 動中有靜

　　在氣功分類上，常分成動功及靜功二類。靜功不單是身體不動的靜，大多是透過呼吸吐納將所吸進之能量儲存於身體某處（如：丹田），再透過意念導引至全身各經絡，達到養生祛病之氣功。動功則是靠調整身體姿態動作，將氣發散至筋、骨、皮、肉等，以達到強壯筋骨或武術防身之氣功。

　　故靜功雖然身體不動，但是意念要導氣、行氣，氣要動，氣不

不需刻意練氣的氣功

氣功中也有不吐納、不動意念導氣、行氣的靜功，也有沒招式、非武術的動功。在靜心中覺察，在覺察中靜心，發現氣的存在與自然的流動、共振與增強，習練者相信氣本來就存在，只是心亂而不察無覺罷了。

相信氣知道身體那裡需要氣，會自動流動去補充；相信氣有其自然的循行軌道，故不需刻意練氣、導氣、行氣。動功也有不練武，不練拳，就能養氣、導氣、行氣、合氣的動功，透過身鬆心靜的境界，及肢體活動的刺激，讓氣血不只循行經絡，更發於筋骨皮肉，展現於肢體，意念少而隨氣多，不只可展現姿態的美感，更可看出氣行肢體間的鬆柔力道。

本書所介紹的「簡易八式健康功」即是屬於不吐納、不導引、不觀想及不練拳的氣功，因此，沒有一般氣功出現岔氣或是走火入魔的問題。

動就不是氣功；動功雖然肢體活動旺盛，氣亦發於筋骨皮肉，但心若不夠靜，氣所發有限，肢體展現的只是力，不是氣功。此乃氣功「靜中有動，動中有靜」的特色。

放鬆便能氣動

　　在自然狀態下，筋骨放鬆，身體一處動，全身都會相應而動，所謂「一動無有不動」，氣在其中相合相應，才能平衡自然。就像走路，若身鬆心靜，意念發動左腳，左腳和右手是連動，左腳一向前跨步，在腰（帶脈）的連結下，右手跟著前擺，不會同手同腳，若身體僵硬，心情緊張或心有旁騖，氣行受阻，才會出現不自然的現象。此外，因「一動無有不動」，當然「一靜無有不靜」，不過這是指身體上的自然法則，也是氣機氣動的原理之一。

靜心放鬆是練功的先決條件

　　習功者都有氣功減壓放鬆的經驗，我們也常在繁忙、緊張及壓力大的情況下去練氣功，盼能減壓養生。但練功之始，宜先行靜心及放鬆。靜心及放鬆既是練功的目的，也是練功的先決條件，因此，一時辦不到是必然的；故有經驗的氣功老師，多以指導覺察肢體動作來攝心，或以調息吐納、專注於身體一處來攝心，以專注於一替代亂心。

　　心專注於一不是絕對的「靜」，是「靜中帶動，鬆中帶緊」，但已足以令身心分離、心亂如麻的人放鬆一些。如此反覆習練，形成制約反應，鬆靜相成，毋需像初學者如此用力專注，漸漸地，心可更鬆更靜，靜功自成。

靜中帶動 習者自知

　　靜功之後的動功更是絕妙，身體之覺受強烈而更不需動意念，肢體動到極致後，讓它緩和下來，動靜之間的對比更是鮮明，覺受更是神妙。想體驗此種感受，最好有經驗豐富的教練在旁指導，比較能進入狀況及安全。

　　簡易八式中，自然靜站屬靜功；按摩拍打、十指搓揉和梳頭為半靜半動，行走、扭腰甩手和舞動是動功。此乃通俗分法，如要細分，只有習練者自知。《六祖壇經》中風吹幡動之公案，在大智慧的六祖惠能看來，不過是「仁者心動」。

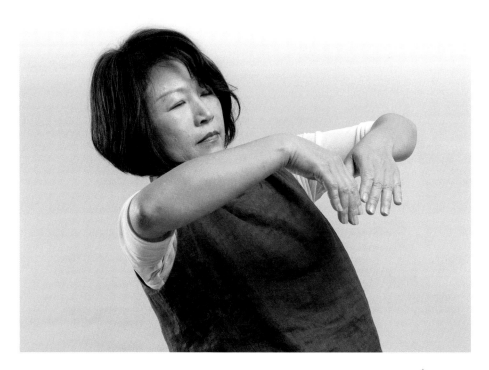

第五章
說身鬆

身鬆而後知體僵，氣疏方明經通暢，

無鬆別想行氣強，不靜何以知鬆降？

　　這是個「打拼」的年代。從目標的鎖定開始，計劃、效率、評比、競爭等，只要你在意或客觀生存條件的壓力下，你就得「打拼」。緊張、壓力、僵硬、急躁均因打拼逐漸累積，輕則身體不靈活、疲勞、自律神經失調；重則精神疾病、癌症等重症上身。

「放鬆」比「放下」容易

　　能解救「打拼」的後遺症者，不外「放鬆」、「放下」二途。放下，到底是要放下什麼？禪師總是要求放下煩惱，並未要求放下要「打拼」的工作，正如布袋和尚偈說：「放下布袋提起葫蘆，並非顛倒；既不放下又不提起，是真錯了。」的提示，但是如果悟性不高，難以心領神會，更不知如何著手「放下」，畢竟「放下」是見法開悟的事。

「放鬆」則比「放下」容易多了。放鬆是一門務實的技巧，東西方文化在放鬆技巧上各有其專長及特色。西方多用運動、音樂、旅遊、沐浴、冥想、藥物等方法，協助人們學習放鬆。東方文化則有氣功、打坐、參禪、瑜伽、茶道、花道等技巧，遊於其中而自然放鬆。

身體放鬆則不瘀塞

　　鬆是蓬而不緊，中有孔隙。就肉體的層面來看，長期的緊張及壓力，不僅肌肉會不自主地長期挺在某個位置上，久而久之，可能造成部分肌肉僵硬，肌腱硬化，或關節不靈活，組成五臟六腑的不隨意肌也會因不放鬆而功能運作失調。

　　從中醫角度來看，肌肉不鬆，造成氣血不通而瘀塞，輕則筋骨僵硬，生理失調，重則經絡對應之五臟六腑出毛病，發炎、腫瘤都是可怕的惡果。就心理及精神層面來看，緊張及壓力是因也是果，彼此互為因果；因此，若沒能學習放鬆，身心則將陷入此惡性循環，難以掙脫。

　　身體不能放鬆的原因，雖然源於精神上的壓力與緊張，而精神上的壓力與緊張可能來自天性，以及主、客觀的條件壓力，但是放鬆本身是不會去處理或解決源頭的問題，它通常從片刻、局部的放鬆經驗中，形成制約反應。於是，在每次放鬆中都能嘗到「甜頭」的感受，因此反覆加強，讓放鬆成為自然反應。

氣功的鬆

氣功是一種極好的放鬆的方法，最大的特色是：身心一次化解。

許多氣功習練之要求，第一就是放鬆，不放鬆功難成，若學會放鬆，功將水到渠成。因此氣功習練過程，首先要做到放鬆，這也是許多因壓力大而來習練氣功者，都會被放鬆這個前提絆住而裹足不前，但一經突破，就可體驗氣功功效最稱奇之處。

「醉過方知酒濃」，只有放鬆過才會知道自己之前的僵硬。放鬆是有程度差別的，別以為自己鬆得不得了，因為鬆還可以再鬆，只要肉體還存在，真正的鬆境是永無止境。在客觀上，氣血能否通暢取決於放鬆的程度和氣血的強弱，從不足到充足，不通到暢通，身心必有改善，騙不了自己啊！

氣功的鬆，絕非鬆垮或鬆散，是鬆柔而毫不用力，何以故？因為氣行於肌理之間，肌肉雖不用力，卻像是充飽氣的氣球，能夠支撐而不散不垮。習練者先從暖身慢慢做起，按摩拍打和十指搓揉就是最佳的暖身功法，暖身當下，若用心，被拍揉的局部位置，會因被施以力道而局部放鬆。

而施力的雙手也得放鬆，而非施蠻力，如此在施與被施均鬆的狀態下，配合專注用心於覺察身心之反應，身心合一時，鬆從腳、手到頭，從局部擴達全身。放鬆的功夫就是要從外鬆到內、鬆得徹底，不只隨意肌說鬆就鬆，連不隨意肌（內臟肌肉）也是隨意而鬆。

我鬆了嗎？

　　唯有靜心專注，用心覺受生理、心理的變化，才能知道身鬆之愉悅，不過，初學者或許也可依下列感受來檢視自己是否有放鬆：

❶ 手腳溫暖感：因血液流向末梢。

❷ 手腳沉重感。

❸ 呼吸深而長。

❹ 心跳緩慢。

❺ 腹部溫暖感：血液由頭部流向腹部、末梢。

❻ 前額涼爽：血液由頭部流向腹部。

放鬆的效果

　　這些感覺是習練者習練前後的自我比較，習練氣功一陣子，也可檢視自己有無出現放鬆的效果，如：

❶ 免疫力提升了。

❷ 能轉移病痛的注意力。

❸ 頭腦更清醒。

❹ 潛能更能發揮。

❺ 心裡更踏實，獲得內在快樂。

❻ 注意力更持久。

❼ 出現某些超能力。

　　與放鬆息息相關的，您一定會發現靜心很重要，就留待下一章分解。

第六章
說心靜

靜心養生實養神，不靜練功徒勞身，
萬念心猿歸一念，修心養靜性還真。

　　養生需要靜心，靜心才能練出氣功，靜心可以說是養生和氣功最重要的交集。

　　賈巴是一位伊斯蘭教的密契主義者，他說：「你的頭腦一直在胡言亂語。」又，曾有研究推論出：一個人平均每天會有九萬到十三萬個念頭，而大部分念頭對生命均無意義。

　　神祕家和科學家都一致指出大多數人一直處在心「不靜」的狀態而不自知。其實，不需要神祕家或科學家來告訴我們，自己也可以輕易發現我們的念頭一直沒有停歇過，只要你片刻將心靜下來，你就會發現，就只過片刻，心又開始嘮叨不已。

靜心能消除壓力

　　雖然只是片刻的靜心，但是對養生和練氣功都非常的重要。若

練氣功的關鍵

氣功，誠如第一章所說，是指以調整呼吸、身體活動、意識為鍛鍊方式的一種身心活動。

換言之，就是利用控制呼吸或專注在身體某部位或規律的活動上，除了降低意識活動外，也使自己可以觀察到體內微弱的氣的存在，並將氣逐漸滋養、運行，進入氣功態（氣功態：腦波呈現 α 波，介於 8~10 赫茲，人處於清醒態與睡眠態，亦稱「入定態」）。

因此，心不夠靜，感覺不到氣的存在；心不夠靜，無法將微弱的氣滋養茁壯；心不夠靜，更無法讓氣隨心所欲的運行。

練功的關鍵是氣功態，而非姿勢、動作或呼吸。練動功，沒有進入氣功態，等於只做氣功操；練靜功，沒有進入氣功態，等於只是靜靜的休息而已。因此，練功時思緒太亂，無法專心，一定偏離氣功態。故靜心是練氣功的不二法門。

能每天片刻靜心幾次，日積月累，對壓力的消除，身心之修復有極大助益，練氣功也比較有感。

我們從孩提時期，身體就開始依賴腎上腺素及壓力來運作，深度的睡眠在年輕時尚能消除壓力的印記，但隨著年齡的增長，睡眠已不足以應付沉重壓力的累積，更何況睡眠品質不佳，更難以消除沉重的壓力。靜心的研究顯示，片刻的靜心在消除壓力上勝過深度的睡眠兩倍以上。

另外，壓力雖是行動的力量之一，但也被證明是生命最大的殺手，故養生必須從消除壓力著手，而靜心絕對是養生的根本方法之一。

從亂到靜

從紛亂的思緒進入靜心，最常用的方法是以「一念代替萬念」。心如猿猴，能攀緣萬法，故稱心猿意馬。將心繫念於一處，即「所緣」之境不再是萬法，以一法代替萬法，故萬念歸為一念，心就靜下來了。「一念不起」是靜心的最高境界，卻是靜心練功的基本門檻。

粗淺層次的靜，只是將身心逐漸放鬆，使自己的意識（感覺、思想、情緒）逐漸鬆弛，淡化下來，呈現思潮不亂，起伏不大的平靜狀態。進一步的靜，能排除種種雜念、妄念，讓萬念歸一，專注在一個單一的念頭上面，這樣慢慢就會進入恍恍惚惚、朦朦朧朧、空空洞洞、虛無縹緲的虛靜狀態。

再高一層次的靜，則是完全放空，什麼都不想，進入渾然忘我，一片空明的境界，是為定靜，即所謂的入定。最深度的靜，可能是不生不滅、不增不減的涅槃寂靜，甚深微妙，難以言說。

練靜心 場所很重要

靜心法門多元，讀者如搜尋網站，有關靜心資訊多如牛毛，令

人不知如何選擇。以下只提供習練「簡易八式健康功」的基本靜心方法供讀者參考。

靜心的重點雖然是內心的寧靜，但對初學者而言，外在環境的影響較大，因此初學者宜找一個安靜的場所，使身心易於放鬆；輕輕閉上眼睛，減少視覺等感官的影響。大腦思潮起伏不定，像被攪動的一缸混濁的泥水，靜心時，思緒穩定下來，正如攪拌的動作慢下來，泥慢慢沉澱，水也慢慢澄清了。如何讓思緒穩定下來呢？

習練者可一邊演練健康功如：按摩拍打、扭腰甩手或行走，只要當下專注在每一個動作，綿綿密密地專注在動作的起落，雜念很快就止歇。自然靜站時，沒有動作，習練時可將心專注在觀察呼吸上或是身體的某個部位（如腳底湧泉穴）。提高觀照力，會較快發現自己心已離開專注處（所緣），此刻只要立即回到專注點上即可，不需懊惱或追悔。讀者會發現，原來練功也是練靜心，靜心地練功才是真練功。如此初學者很快就能體驗到靜心的美好覺受及身心的舒暢。

想獲得優質的靜心，必須在平時下功夫。平時修身養性，內心保持寧靜，不去攪動，淡泊寡欲，單純樸實，心存正念，行善斷惡，則心安定，平時心安，練功時靜心更容易深入。如每天都能有較長時間的靜心練功，心更穩定清明。

靜心是養生及練功的核心，習練養生功法者，不可忽視！

第七章
說通則

人身難得今已得，簡功難尋今已擇，

若能鬆柔破僵殼，此生免做病磨客。

　　時下氣功門派繁多，各有特色，如何選擇？其實，只要是正派名門，習練任何的功法都是一樣。

　　練功有許多要注意的事，不過最重要的莫過於要尊重自己的身心靈。能生為萬物之靈，就是一種幸運，心懷感恩的告訴自己：「我是很有福報的人，才能夠每天練功，增進身心靈的健康。」

　　對所演練的功法抱持著信心，放鬆調攝身心，澄心滌慮地演練，時間越久，效果就越好。漸漸地經絡氣脈通暢，身心也變得舒適安樂，這時練功就成為人生最美好的享受。

　　習練「簡易八式健康功」，除了前述應有的態度外，還有以下幾點是習練者在習練前宜先瞭解的：

■■■ 一、功法之功效

　　本「簡易八式健康功」均具下列功效：

❶ 排除雜氣，順暢身體機能。

❷ 打通氣徑，促進氣血循環。

❸ 紓解壓力，提升工作效率。

❹ 身心健康，家庭事業圓滿。

❺ 頭腦清晰，豐富心靈生活。

❻ 平靜喜悅，啟發智慧靈感。

■■■ 二、功法之特色

❶ 完善功法理論，流程架構完整。

❷ 功法簡單易學，放鬆習練即可。

❸ 不分男女老少，人人皆可學習。

❹ 沒有時空限制，隨時隨地可練。

❺ 毋需任何器材，合乎自然法則。

❻ 根據醫學理論，符合人體工學。

❼ 不觀想不導氣，輕鬆安全無虞。

❽ 動功靜功皆俱，有效改善身心。

❾ 完備靈學真理，為功法之依據。

❿ 身心平衡安定，提升靈性能量。

■■■ 三、如何練好功法

❶ 專心一意，由淺入深。

❷ 重新歸零，用心體會。

❸ 鬆柔慢靜，自然柔圓。

④ 不動情緒，減少意識。

⑤ 自然無為，入氣功態。

■■■ 四、如何避免受傷

❶ 初學之時，勿操過急。

❷ 舊傷未癒，避免過勞。

❸ 定課練功，定量最好。

❹ 局部加強，適可而止。

❺ 動作自然，切勿勉強。

❻ 隨時觀照，身鬆自然。

❼ 身心失衡，暫停歸零。

❽ 未做暖身，不宜練功。

■■■ 五、練功注意事項

❶ 飯後半小時後才練功，以免影響胃腸的運作。

❷ 要穿著寬鬆的休閒服裝，練功才能輕鬆自在。

❸ 帶著喜悅的心情練功，專心一意的覺察身心變化。

❹ 動作鬆、柔、慢、靜，不要緊、剛、快、躁。

❺ 以覺察呼吸、或聽著輕柔的音樂，來幫助靜心。

❻ 練功時間要循序漸進，時間越久效果更好。

第八章
說淵源

簡八淵源大智慧，功深忙人難實惠，
揀擇易效適新貴，全民養生饋社會。

　　本書所介紹的「簡易八式健康功」，是筆者多年來在全國各道場、醫療院所、監獄教化單位、機關團體，以及在社區營造的教學中，體會到為了讓更多人在緊張忙碌的生活節奏中，能有機會習練簡單、易學、安全又有效之養生氣功，累積近三十年修練氣功的心得，特別針對初學者設計研發「簡易八式健康功」，以利益人群，造福社會。

簡易八式的內容

　　「簡易八式」分別是：按摩拍打強筋骨、十指搓揉通臟腑、扭腰甩手塑腰腹、慢快行走益難數、自然靜站念漸無、鬆柔梳頭緊繃除、放鬆掌擊導氣速、舞動生機活力足。

　　在〈動動身體練功法〉中，將每一式功法皆鉅細靡遺地剖析其

學理、招式、功效與心法，並輔以歌訣加強重點提醒，以押韻方式加強記憶，減少枯燥，增加風趣，促進學習效果。只要每天依個人身心之需要，持恆演練，一門深入，日久功純，體會漸深，不僅不會造成過度運動的傷害，反而對身、心、靈之改善與提升有明顯之功效，是現代人必備的養生寶典。

隨時隨地都可做的簡易八式

「簡易八式」發源於「大智慧法門」，法門中全套暖身功共數十招式，循序演練，少說得花一兩個小時以上，對大多數人而言，每週能共修團練幾次，熟稔功法技巧及順序者，已是鳳毛麟角，若天天全套演練，必有難全之憾。

暖身功法後，接續入靜功、行走功及動功的演練更是有技巧、場地、時間的限制，非一般人可獨自修練。

筆者從「大智慧法門」全套功法中，擷取簡單通俗、顯效身心、易懂易學且限制少之招式，加以調整，將手和腳的按摩疏通、腰和腿的運動行氣、以靜站為功、半靜半動的梳頭、掌擊快速導氣、及全身的舞動，組合而成，看似整套，實則每一式均可單獨演練，一輩子深入。

因此，忙碌的人，或早上起床勤梳頭，或上班練行走，或休息時間甩甩手、按摩揉搓雙手，或午休靜站，或週末爬山掌擊，公園舞動，隨各人作息，揀擇功法，調整演練時間，實是非常適合現代

人的養生方式，將這八式融入個人生活及週期，日積月累，身心將見奇效。

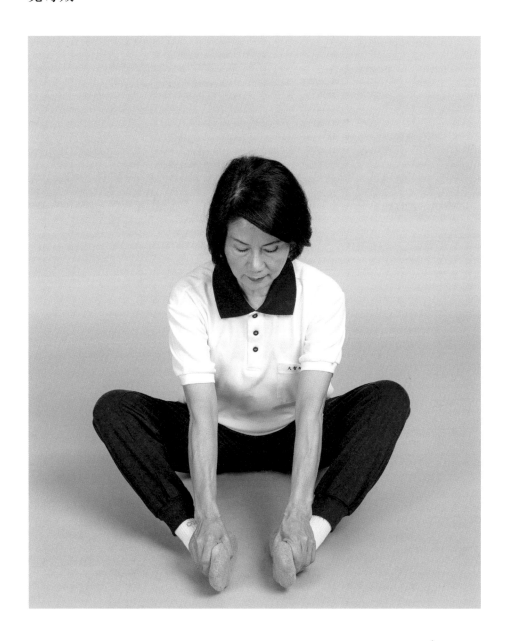

貳
動動身體練功法

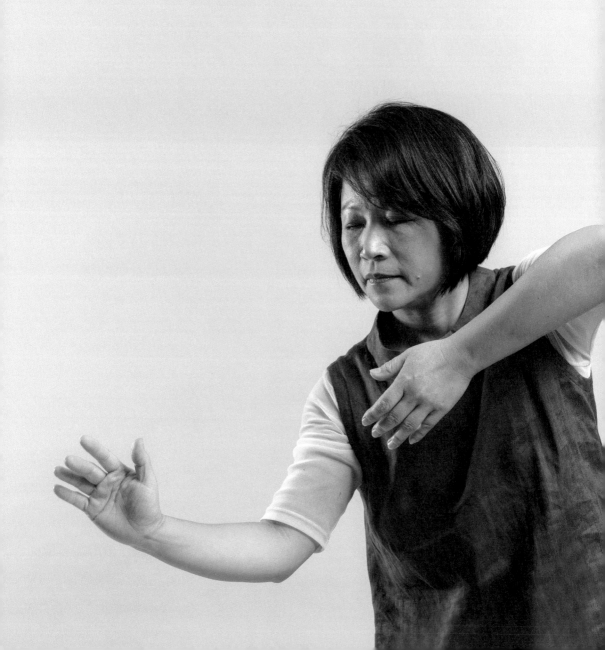

第一章
按摩拍打強筋骨

學理

中醫經絡學理論在解剖學上雖不能證實，但是與經絡息息相關的針灸學，不只臨床上普遍被應用，生物物理學家透過電流及電阻之測量，也找到穴位及經絡在活體上存在的證據。

經絡理論主張五臟六腑的生理功能，以及皮肉筋骨四肢功能是否能正常運作，取決於「氣血」的能量是否充足。氣血是身體的物質基礎與能量來源，而且「氣為血之歸，血為氣之母」，故氣有駕御血液的功能，但是氣的能量是來自血液的滋養，彼此存在著相依相使的關係。

■■■ 氣的運行渠道

經絡即是指氣在身體中運行的渠道，連結形體、官竅、五臟、六腑，溝通內外上下，並感應傳導訊息，調節各機體的平衡，使身體各器官能正常的運作。一般而言，主渠道曰「經」，橫向連絡渠道曰「絡」。

人體的經絡對應

經絡以十二正經和奇經八脈為主，依一定的規律，將各屬經絡特定的臟腑與肢節連結貫串，臟腑功能的變化也會經由經脈通到體表。而奇經八脈（任脈、督脈、帶脈、沖脈、陽蹺脈、陰蹺脈、陽維脈和陰維脈），除了任督二脈才有專屬的經穴外，其餘六脈分布不像十二正經那麼規則，與臟腑間沒有直接的絡屬關係、八條經脈之間也沒有互為表裏的配對關係。因此，我們進行經絡按摩拍打時，不必太考慮奇經八脈，可著重在十二正經即可（表1、表2）。

〔 表1 〕 手三陰三陽各經名稱及對應臟腑對照表

手部經絡名稱	對應井穴	手指	對應器官
手太陰肺經	少商穴	大拇指	肺、脾
手陽明大腸經	商陽穴	食指	大腸、胃
手厥陰心包經	中衝穴	中指	心包、肝
手少陽三焦經	關衝穴	無名指	三焦、膽
手少陰心經	少衝穴	小指內側	心、腎
手太陽小腸經	少澤穴	小指外側	小腸、膀胱

〔 表2 〕 足三陰三陽各經名稱及對應臟腑對照表

腿部經絡名稱	對應井穴	腳趾	對應器官
足陽明胃經	厲兌穴	第二趾	胃
足少陽膽經	竅陰穴	第四趾	膽
足太陽膀胱經	至陰穴	小趾	膀胱
足太陰脾經	隱白穴	大拇趾外側	脾臟、腸
足厥陰肝經	大敦穴	大拇趾外側	肝臟
足少陰腎經	湧泉穴	腳底	腎臟

「血」循環於血管之內，「氣」則運行於經絡之中。血液能在人體內部循環，不只是常識中所認識的心臟的壓縮推動及軀體運動所致，若沒有「氣」的運行力量，血液是很難循環至阻力甚大的身體末梢並循序回流的。譬喻來說，「血」如是一部遙控飛機的話，那麼「氣」就是控制飛機在天空翱翔的無線電電波。

▪▪▪ 經絡穴道療法的歷史淵源

穴位是經脈上重要又特殊的點或區塊，大都位於淺出體表之處，密密麻麻遍布在全身表面。除了體表中線上的穴位之外，其餘大都呈現左右對稱。於針灸時，在穴位上扎針不會感覺痛，也不會出血，此乃穴位特點。生物物理學家測量發現，穴位多是電阻最小的區域，連接穴位間的經絡渠道，也是電阻偏低之處，這也間接說明穴位及經絡是生物能量（電流）流經及匯集之處。

經絡穴道療法的發展，推測可能源自古人在與環境、疾病的適應或對抗中，發現人類本能地重複應用一些撫摸、揉按、拍打的手法，具有祛病止痛的效果，再經由古人的智慧，逐漸累積經驗，發展出利用針、手指、熱溫（藥灸）刺激穴位，強化人體的自癒能力，而成就現今的經絡穴道療法。換句話說，早在幾千年前，祖先就已經替按摩拍打奠定了專業務實的理論基礎，並逐步發揚光大，至今未歇。

▪▪▪ 防病於未發之前

科技的進步，社會的發展日趨複雜，均使人們生活壓力與日俱

增，飲食作息無節無律、姿勢不良、工作長站或久坐、缺乏運動等等，均使疾病伺機而動，同時也加速老化的程度。

常言道：「未病先防，已病防變，病後防復。」就是教育我們應具有：防未病、防變及防復發的觀念、能力和行動力。「經絡的按摩拍打」遂成為日常自我實踐的活動，簡單易行，不需工具，也不需他人代勞，在這繁忙的現代生活中，此簡易的按摩拍打功夫，益顯其重要與適切。它並不囿限於時空，而是普及於全世界，不分年齡、種族，是一種簡單易行，效果顯著且無副作用的健康良方。

腿部的健康很重要

大家可能不知道：人的老化退化幾乎從腿部開始！腿部的衰弱或失能，更影響到全身各系統的健康。我們感恩雙腳，感恩它承載負荷身體的重量，默默地為我們工作了數十年的時光，所以每天撥出一點點時間，專心地、細膩地、溫柔地按壓、搓揉、拍打腰部及腿部，感恩回饋腰、胯、腿、膝、踝、腳掌。

如此，不僅能增進腿部六條正經的氣血循環，還能連帶活絡手部的六條正經，最終透過神經系統、內分泌及體液的調節，以及經絡穴位的傳遞效應，達到舒筋活骨，消除疲勞，提昇自我療癒的能力，提高生活的品質。

正確的按摩腿部

貫穿雙腿的六條正經及腳掌上的反射區是按摩搥打的重點。一般未學習經絡學的人，只要憑感覺地去按摩搥打，大塊肌肉、肌肉

間縫、凹陷處都是按摩拍打的重點，如有特別痠麻或痛感之處，則可以加強（例如：時間加長、力道加大、範圍擴大、局部聚焦），此乃人類本能之行為，而本健康功中，強調「專心細膩」地去按摩拍打。

腳上的六條正經分別是三陰經：脾經、肝經、腎經，以及三陽經：胃經、膽經、膀胱經，如在腳上各經絡穴位按摩拍打，其相對應臟腑之功能亦可加強或調節，讀者可參考其他經絡典籍之介紹，針對自身病痛選擇加強之重點。

▪▪▪ 用雙手呵護雙腳

另，坊間流行的腳底按摩，係依腳掌分布著人體各器官的反射區，針對反射區予以按壓推揉，則生物訊息透過神經、經絡、內分泌系統傳達至相關臟器，促使其恢復正常功能（圖1）。由於按壓腳底反射區力道要夠，須用指腹指節或工具，且部分反射區自己不易施力等原因，本功法不包含在內。

用雙手來呵護雙腳，雙手之六條經絡：手三陽（大腸經、三焦經、小腸經）及手三陰（肺經、心包經、心經）也分別會有不同程度的活絡及刺激，但是，從健康功的角度是不夠的，因此手部的按摩拍打須仰賴雙手相互照顧。從腋下到手掌心，從掌背到肩頸，手及手臂內外兩側均是另一隻手可按摩拍打得到的範圍，有關手部按摩拍打之養生原理在下一章詳述。

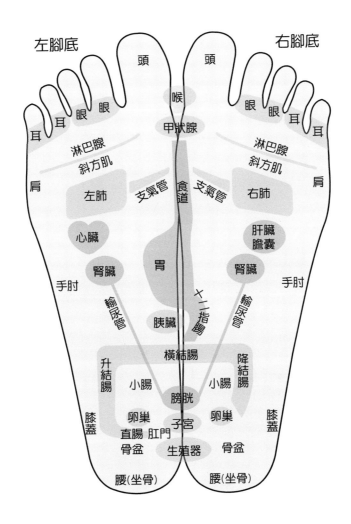

左腳底　　　　　　　　　　右腳底

頭　　頭
喉
甲狀腺
眼　耳　　　　　　眼　眼　耳　耳
淋巴腺　　　　　　　淋巴腺
斜方肌　　　　　　　斜方肌
肩　　　　　　　　　　　　　　肩
左肺　支氣管　食道　支氣管　右肺
心臟　　　　　　　　　　肝臟
膽囊
腎臟　　　　　　　腎臟
胃
手肘　　　　　　　　　　　　手肘
輸尿管　　　　　　輸尿管
十二指腸
胰臟
橫結腸
升結腸　　　　　　　　降結腸
小腸　　　　　　小腸
膀胱
膝　　卵巢　　　　　卵巢　　膝
蓋　　直腸　肛門　子宮　　　蓋
骨盆　生殖器　　骨盆
腰(坐骨)　　　　腰(坐骨)

〔 圖1 〕　腳底反射圖

招式

■■■ 手部手法

1 按：用手指指腹、手掌或掌根，在皮膚或穴位上，緊鬆強弱有節奏地按壓。

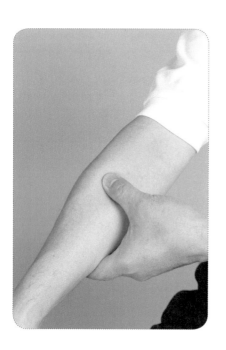

2 摩：用手指指腹、手掌或掌根，進行圓形柔和的摩擦。

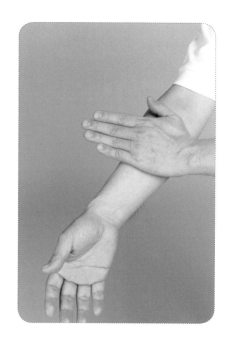

3 推：用手指指腹、手掌或掌
根，向前、向上或向外，推
擠皮膚的肌肉。

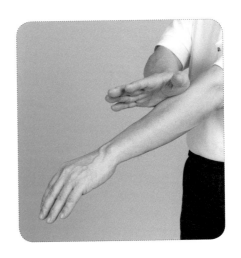

4 拿：用一手或兩手拿住皮膚、肌肉或盤膜向上提起又放下，一般適
用於肩膀。

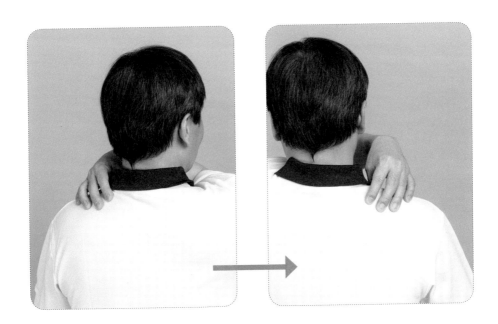

5 揉：用手指指腹、手掌或掌根，在皮膚或穴位上進行有規律的旋轉動作。

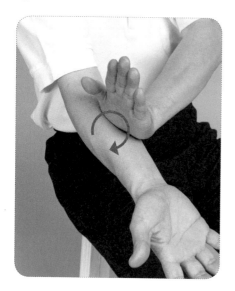 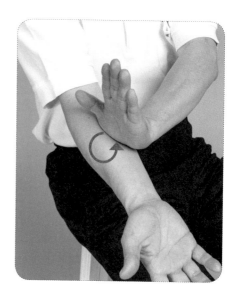

6 拍：用手掌鬆柔慢而有節奏的拍打身體，應利用肩關節之活動，讓兩支手臂完全開展，站姿或坐姿時，則配合腰的力量，帶動整支手臂，在放鬆手腕的狀況下，用手掌拍打。此時，手掌碰到肌膚時，會自然的反彈，也可避免受傷。

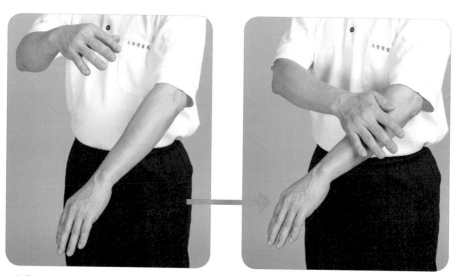

7 打：搥打與拍打之手臂動作大致相同，唯搥打時手要握空拳，以尾指及手刀的部位搥打身體，要領正確了，自然會有反彈的力道而不會受傷。

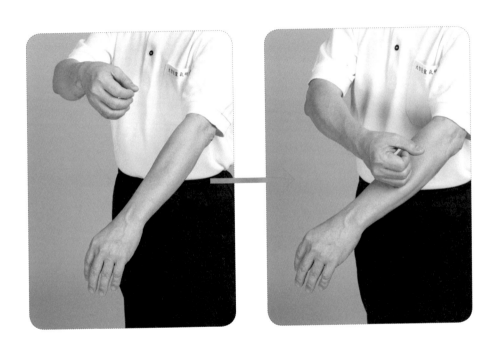

■■■■ 腿部手法

1 　依個人身體的狀況來調整演練時間的長短。演練時，可選擇站姿、
　　坐姿或躺姿的方式，或同時演練站姿、坐姿及躺姿。

2 　站姿：雙腳打開間距約 1.5 個肩寬，將可順利拍打到腿部、膝蓋內側。

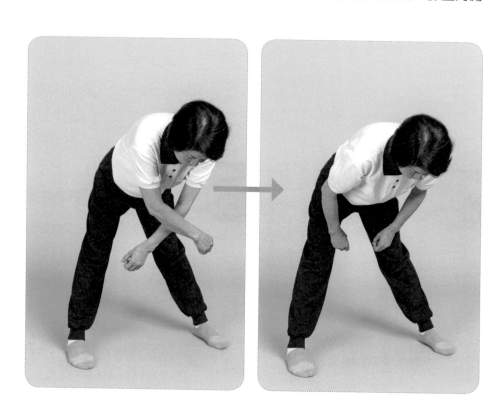

3

坐姿：可方便按摩到腳掌（湧泉穴）、腳趾、腳踝及腳後跟。

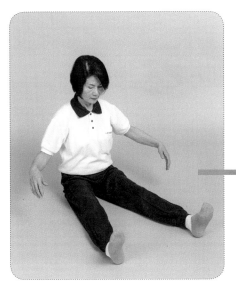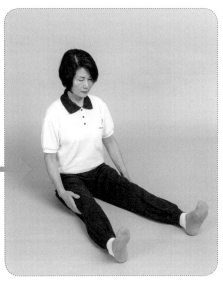

▲ 拍打大腿外側

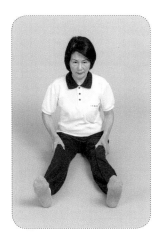

▲ 按摩大腿上方

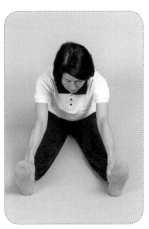

▲ 按摩腳踝

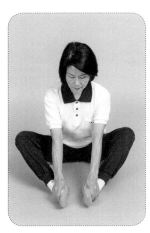

▲ 按摩腳掌

4 躺姿。

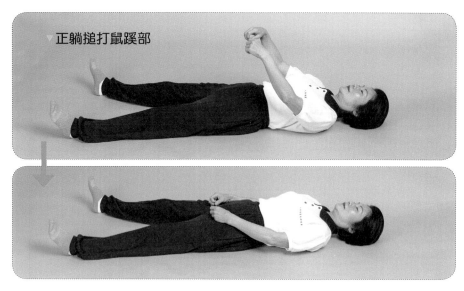

▼正躺搥打鼠蹊部

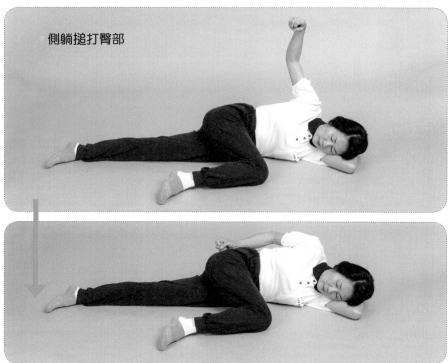

側躺搥打臀部

▪▪▪ 順序

從身體之外側開始，由上而下；接著再由身體之內側，由下而上進行按摩拍打。

① 從大面積之處開始按摩拍打，完成一輪後，如有特別痠痛或因病痛需加強的地方，再細膩地仔細按摩推揉，此時可參考針灸穴道治療書籍的內容或氣功教練的建議，加強某些穴位的按摩拍打。

② 雖是按摩腿部，但是最後手部會連結到腰部、腿部及頭頸部，整個身體一氣呵成的貫串起來，氣血自然順暢的流注全身了。

▪▪▪ 力道

① 按摩推拿揉之動作，力量要適中。太弱刺激不足，不見功效。太強太大，未必功效大，反而有造成傷害的風險。

② 拍打和搥打時，手腕要放鬆，拍打時才會自然出現反彈，也會出現拍打後共振擴大的療癒效果。

▪▪▪ 心法

① 用心專注於當下每一個動作。

② 全然領受按摩拍打所產生的身心變化。

③ 身心合一，讓按摩拍打的力量無極限擴大。

④ 對於覺知到的變化感受，不需有評論或情緒反應，更不需期待或逃避。

■■■ 時間

① 以十五分鐘為一節，按摩拍打時間並無限制，建議每一腿按摩拍打一至二節後換腿按摩拍打。

② 同一腿若連續按摩拍打兩節，宜讓該腿休息十分鐘，讓神經系統休息一下，然後再繼續對同一腿按摩拍打。

功效

① 藉助手法之外力壓迫，軟化腿部緊繃僵硬的肌肉，快速地修復損傷的肌肉組織。

② 加速推動淋巴及血液流動，有效促進腿部肌肉的水分及廢物之運輸及代謝，改善水腫。

③ 可以促進氣血的順暢循環，分解多餘脂肪，有效雕塑臀部及腿部的曲線。

④ 強化腿部六條正經的氣血流動及循環，並提高相對應之臟腑的運作功能。

⑤ 由於循環加速，氧氣和養分增加，可增強身體的免疫功能。

⑥ 可增進皮膚組織及肌肉纖維的營養，預防與減除腿部肌肉的沾黏。

⑦ 輕鬆連結整個身體有形的肌肉、骨頭關節，及無形的經絡。

歌訣

（一）易行寶
正奇經絡氣之道，上下聯通帶環抱，內通臟腑外達表，穴道刺激易行寶

（二）簡中霸
經絡穴道治療法，針灸按摩或拍打，不用藥炙不針扎，雙手萬能簡中霸

（三）易之軸
現代人類雖長壽，腿部老化先挨受，初現腿衰怎療瘳，腿部按摩易之軸

（四）足六經
胃膽膀胱足三陽，源頭頸背腿腳掌，肝脾腎經足三陰，腹盆終達腳底旁

（五）易揮灑
按摩推拿揉拍打，腿部氣血必通達，雙手連結腰肩頸，全身氣血易揮灑

（六）簡中簡
站坐或躺均隨緣，鬆柔慢運是要點，剛柔並濟力適中，節奏共振簡中簡

（七）自反彈
穴道來回推摩按，緊鬆輕重節奏慢，虛拳以搥掌拍打，鬆腕搥拍自反彈

（八）力無窮
用心專注每一動，全然領受痠麻痛，當下每動意其中，身心合一力無窮

（九）好功效
鬆筋活化腿肌肉，滋養代謝更足夠，疏通暢運足六經，免疫循環更通透

（十）心中鑰
鬆柔慢靜力適中，用心專注每一動，細微觀照全領受，節奏悠然沐春風

練功活絡神經系統

　　二〇一五年開始，我的頸部、肩膀、腰部僵硬，經過醫生的檢查。我右腦後面長了個瘤，大約五公分，睡覺壓迫神經，才會有此種現象，太太毫不猶豫的帶著我來道場練功。只因為她自己已經練了兩年多，對身體確實改善了許多。練功一個月後，再去醫院檢查，醫生說要開刀切除，我真是害怕極了。於是請教老師，老師說：「開刀吧！開完刀後，回來好好的練功！」經過十一個多小時的手術後，我清醒過來，真是我人生的浩劫。

　　隔年春節過後，因為右眼完全看不見，右側顏面神經毫無知覺，太太每天載我到道場練功。練功時，我會加強全身的按摩，刺激身體的神經，一段時間後，發現頭右邊的神經有刺痛、流動的感覺，肩頸僵硬也消失了不少。感謝大家的鼓勵，但願有著一日，我的右眼能夠復明。

第二章
十指搓揉通臟腑

學理

　　人體是一個奧妙、統一而和諧的完整系統，這個完整系統中，在幾個地方可讓自己或他人看到系統中某些器官的運作狀況，有的還可以透過刺激訊息傳遞反饋給對應的器官，使其導正協調，遂成為先人治疾或養生的專門技術。這些技術最具代表性的莫過於中醫的望診、切診、經絡穴位治療及反射區按摩等四種。

■■■ 中醫常見的診療方式

　　「望診」中之望舌、眼、顏面、指甲等之形色變化，就能做為診斷辨證的依據之一。「切脈」俗稱把脈，在人們的左右手靠近腕線處，測量脈搏跳動的情況來辨證論治，有經驗的醫師可依其脈象表現，診斷出各臟腑之陰陽表裡寒熱虛實之症候，進而做為下處方之依據。

▪▪▪▪ 經絡穴位治療及反射區按摩

望診及切診多做為診斷疾病症候之用，而經絡穴位治療及反射區按摩則偏重於治療養生層面，因為穴位及反射區之刺激，可透過經絡、神經、內分泌、生物能量訊息的傳遞，來調節處在不正常狀況的器官功能，使之趨於平衡和諧，此種可回饋的訊息管道，遂成為當今熱門的養生方法，也是專業醫師治療的方式之一。

▪▪▪▪ 手部是重要穴位的集中處

人體有三個具有反射區效應的地方：腳底、手掌和耳朵。腳底反射區在上一章已提過，不再贅述。耳朵的反射區屬耳針療法範疇，中醫師多以放大鏡精準地在反射區上埋針，非一般人可自理，吾輩頂多是在頭部按摩時，以食指、拇指夾住耳朵，上下搓揉，較難精準地去以反射區來調整身心。

手掌的反射區和腳底一樣，左右雙掌合併，即包含了人體全身所有臟腑器官，讀者可參考手掌反射區圖示（圖1），加強個人身體所需，在對應的部位區域，重點按摩搓揉，日積月累持之以恆，必見效果。

事實上，許多治病有神效的穴道都集中在手部，如：合谷、列缺、勞宮、少商、少衝等，而擁有極為豐富神經末梢的雙手，能將各種訊息傳送到大腦，大腦再根據接收到的訊息，來調節各種功能活動。換句話說，手掌心和掌背就如一面鏡子，只要刺激的位置正確，它即能以各種感覺（痠麻疼痛）來反映出身體目前的狀況，同

時進行反饋調整。

▪▪▪ 刺激穴道 調整健康

　　經絡穴位之學理一如前章所述。手部有六條正經，手三陽分別是：手陽明大腸經、手少陽三焦經、手太陽小腸經；手三陰為：手太陰肺經、手厥陰心包經、手少陰心經（表1），和腳部的六條：肝經、腎經、膽經、膀胱經、胃經、脾經，形成十二正經（表2）。陽經皆是以手或腳為起點，陰經則是以手或腳為終點；手心有三條陰經行走到大拇指、中指、小姆指，手背有三條陽經行走到食指、無名指、小拇指（表3）。

　　這十二條經絡連結心、肝、脾、肺、腎、膽囊、胃、小腸、大腸、膀胱、心包（管轄心血管循環）及三焦（主掌內分泌系統）等十二臟腑。每一條正經之源頭稱為井穴，是針灸、指壓治療中常用的穴位，乃精氣所出之部位，是身體與外界溝通的窗口（圖2）。

　　當刺激手上六條正經上的穴道時，不僅能增進手部的氣血循環，甚至能對應腳部的六條經絡。總而言之，按摩搓揉刺激手上的穴道，通過經絡系統和神經的反射作用，可調整身體的機能，有效緩解身體的疾病。

▪▪▪ 善用時間 按摩手部

　　按摩是中醫治療疾病的手段，也是日常保健的手法。由上所述，知道身體的健康反映在手上，那就要減少雙手在電腦前操作滑鼠、敲鍵盤或滑手機的時間，多多「感恩並善待」為我們默默辛苦

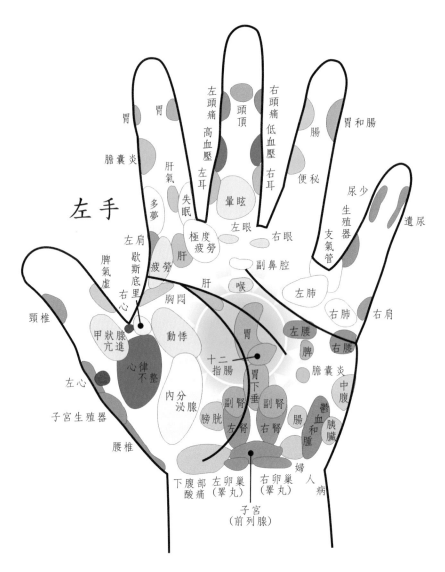

〔圖1〕掌擊之身體狀況反射參照圖

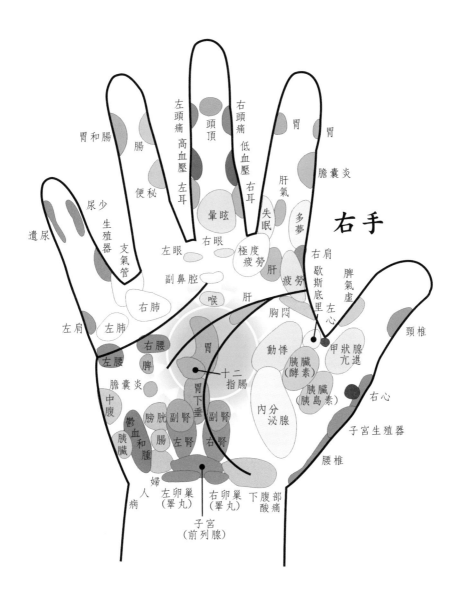

右手

胃和腸
腸
便秘
左頭痛 高血壓 左耳
頭頂
右頭痛 低血壓 右耳
胃
胃
膽囊炎
肝氣
尿少 生殖器
支氣管
暈眩
失眠
多夢
遺尿
左眼
右眼
極度疲勞
肝
右肩
脾氣虛
副鼻腔
肝
歇斯底里 左心
右肺
喉
胸悶
疲勞
頸椎
左肩
左肺
右腰
胃
動悸
甲狀腺亢進
膽囊炎
左腰
脾
十二指腸
胰臟(酵素)
右心
中腹
胃下垂
膀胱
副腎
副腎
內分泌腺
胰臟(胰島素)
鬱血和腫
胰臟
腸
左腎
右腎
子宮生殖器
腰椎
婦人病
左卵巢(睪丸)
右卵巢(睪丸)
下腹部酸痛
子宮(前列腺)

工作幾十年而毫無怨言的雙手啊。

因此，要善用所有雙手空下來的時間，如：參加會議時、用餐前的等待上菜、候車及乘坐車輛時、閱讀、休息或無所事事的時候，隨時隨地都可以溫柔體貼的與我們的手掌、手指溫馨對話，相信透過這些簡單按摩搓揉的刺激，會帶給我們意想不到的效果。

〔表1〕手三陰三陽各經名稱及對應臟腑對照表

手部經絡名稱	對應井穴	手指	對應器官
手太陰肺經	少商穴	大拇指	肺、脾
手陽明大腸經	商陽穴	食指	大腸、胃
手厥陰心包經	中衝穴	中指	心包、肝
手少陽三焦經	關衝穴	無名指	三焦、膽
手少陰心經	少衝穴	小指內側	心、腎
手太陽小腸經	少澤穴	小指外側	小腸、膀胱

〔表2〕 足三陰三陽各經名稱及對應臟腑對照表

腿部經絡名稱	對應井穴	腳趾	對應器官
足陽明胃經	厲兌穴	第二趾	胃
足少陽膽經	竅陰穴	第四趾	膽
足太陽膀胱經	至陰穴	小趾	膀胱
足太陰脾經	隱白穴	大拇趾外側	脾臟、腸
足厥陰肝經	大敦穴	大拇趾外側	肝臟
足少陰腎經	湧泉穴	腳底	腎臟

〔表3〕開頸穴養生表

五指	井穴	對應經絡	經氣相似經絡	對應器官
大拇指外側	少商穴	手太陰肺經	足太陰脾經	肺、脾
食指外側	商陽穴	手陽明大腸經	足陽明胃經	大腸、胃
中指頂端	中衝穴	手厥陰心包經	足厥陰肝經	心包（心血管循環）、肝
無名指外側	關衝穴	手少陽三焦經	足少陽膽經	三焦（內分泌系統）、膽
小指內側	少衝穴	手少陰心經	足少陰腎經	心、腎
小指外側	少澤穴	手太陽小腸經	足太陽膀胱經	小腸、膀胱

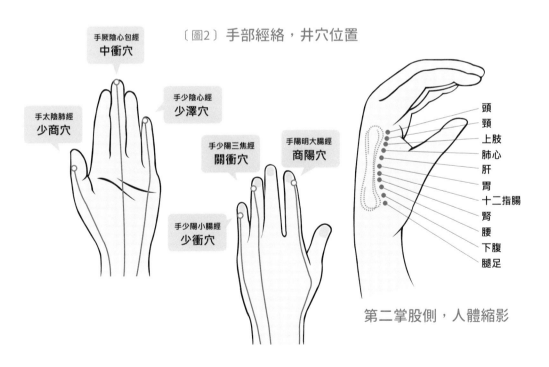

〔圖2〕手部經絡，井穴位置

第二掌股側，人體縮影

搓揉按摩使手恢復原本的靈活

　　幾年前右邊肩膀到右手大拇指一陣一陣麻麻的、被電到的感覺，有一些些疼痛。剛開始不以為意，後來連食指中指也一起痠麻，而且更痛了。到醫院看了幾次門診吃了藥，也做了神經傳導測驗和肌電圖檢查，才確認是「腕隧道症候群」在作祟，醫生建議開刀治療。

　　最後，我選擇不開刀也不再吃藥，除了讓手腕盡量處於自然狀態（少用電腦和手機），避免手腕長久彎曲，同時也努力做手部的按摩、搓揉。大概老天保佑慈愍認真的我，大拇指、食指和中指，竟然漸漸地不再感覺到痠麻疼痛，我的右手恢復原來的靈活了。

招式

■■■ 姿勢

1 站姿、坐姿或躺姿均可習練。

2 雙手掌置於胸前為原則。

3 如身體極度虛弱者，亦可躺在床上搓揉雙手來修復身體。

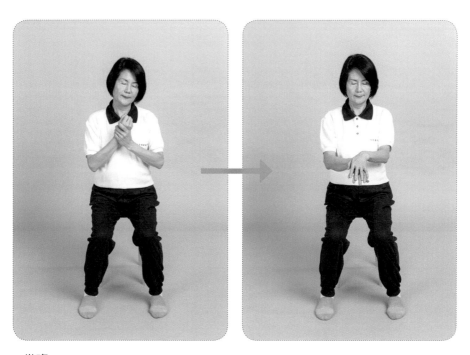

▲ 坐姿

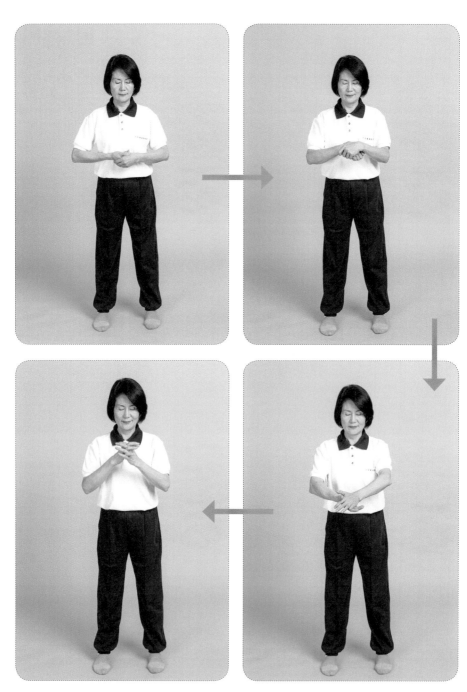

▲ 站姿

■■■ 順序

① 先以一手的指腹、手掌、掌根、指甲，對另一隻手掌心、掌背、手指，慢慢的進行按、摩、搓、揉、推、掐（以手指甲來夾住或按住），刺激經絡、穴道及竅門。接下來，兩隻手角色互換，剛被按摩之手回報辛苦按摩之手。

② 雙手相互搓揉掌心勞宮穴，再以掌心搓揉另一手的掌背。

③ 十指交叉同時相互按、摩、搓、揉、推。

■■■ 力道

① 溫柔、緩慢是十指搓揉的要領。

② 手部解剖結構細緻，按摩搓揉力道要適中，速度也不宜快速粗略，才能發揮效果又不會造成傷害（如筋膜炎等）。

■■■ 心法

① 全身放鬆，身心合一。細微感受十指搓揉過程中所產生的能量，及身體流動的感覺。

② 用心感受整個手掌皮膚、肌肉的觸感及溫度。

③ 演練時身心放鬆，用心專注，時間久了自然會由手指連結到手掌、手腕、手肘、手臂、頸部、腰部、腿部。全身的肌肉、骨頭、關節順暢的連結起來，氣血就自然的流注全身了。

■■■ 時間

① 以十五分鐘為一節，要搓揉幾節並無限制。

② 連續兩節後宜休息十分鐘，讓神經系統休息一下，搓揉的刺激不致成為慣性。

功效

① 活化細胞，促進新陳代謝，維護健康。

② 促進血液及氣血運行之順暢，排除體內毒素。

③ 增強五臟六腑的功能，保持青春活力，防止老化。

④ 刺激細胞產生活力，恢復退化的器官機能，預防疾病。

⑤ 消除使用手機及電腦，或運動傷害而引起的痠疼麻痛。

⑥ 幫助手指血液暢通，強健韌帶，藉以鍛鍊手指的靈活度和大腦反應。

歌訣

（一）養生窗
望切可探臟腑況，穴位刺激可療狀，耳朵手腳反饋藏，按摩反射養生窗

（二）養生趣
雙手萬能名不虛，六脈穴位掌匯聚，望甲把脈反射區，雙手互幫養生趣

（三）手六經
肺心心包手三陰，拇小中指貫掌心，三陽三焦大小腸，源出口面手背行

（四）手六井
拇指少商食商陽，中衝中指易聯想，少澤少衝小指旁，關衝無名功效強

（五）指纏綿

姿勢不拘掌胸前，左右互按穴為先，雙手掌心搓摩後，十指交夾似纏綿

（六）鬆專注

力道溫柔慢施移，身鬆專注覺細膩，能量由手遍身體，最忌身心二分離

（七）不老步

雙手活絡通臟腑，活化細胞氣血疏，鍛鍊指腦靈活度，養生保健不老步

（八）氣相隨

十指搓揉左右回，身鬆心靜細體會，旋腕肘肩鬆頸椎，推及全身氣相隨

（九）簡中最

雙手合十指互饋，行住坐臥時不廢，旁人不知功正催，養生八式簡中最

十指搓揉法改善富貴手

　　我是一個注重養生的人，長期有練功的習慣，如今已六十多歲，體能狀況尚佳。但是肉體畢竟是肉體，有些狀況總是難免。半年前，雙手的邊緣開始發紅發癢，自己又不習慣西醫（怕產生後遺症），想到功法中的十指搓揉法，自己就靜心端坐，手心、手背、手指互相去按摩，每天花不少時間去做，大約兩、三個月的時間，富貴手就慢慢不再困擾我了，心中既驚訝又開心。

第三章
扭腰甩手塑腰腹

學理

根據統計，超過三十歲以後，80% 的人曾有過嚴重困擾的腰痠背痛經驗。我國健保資料顯示，國人求診腰痠背痛的次數僅次於感冒，每年需花費近百億的醫療費用。而這還是未將因腰痠背痛去推拿、按摩、整脊、泡溫泉的費用算入的數字。

大部分的腰痠背痛，多半是由於脊椎周圍的軟組織如：肌肉、肌鍵、韌帶的痙攣或發炎所致。其原因多半是不正當的使用脊椎所造成的，例如：長期的久站或久坐、坐和站和躺的姿勢不良、彎腰太久、搬重物姿勢不當、脊椎的老化退化、骨質疏鬆、床舖太軟、穿高跟鞋、抽菸……等等。以目前使用 3C 產品的盛況來看，有腰痠背痛困擾的比率還會提高，發病的年齡還會下降。

■■■「游泳圈」、「鮪魚肚」的救星

中醫經絡學中的「帶脈」，是「奇經八脈」之一。人體的經脈都是上下縱向而行，唯獨「帶脈」是橫向環繞一圈，像一條帶子把

縱向的經脈綁在腰間，因狀如束帶，故稱帶脈，有「總束諸脈」的作用。

而帶脈上的三個穴位「帶脈、五樞、維道」，剛好位在膽經上，所以敲擊此處（圖1）有同於敲打膽經之妙。人體腹部肥胖的「游泳圈」、「鮪魚肚」，正是帶脈所繞之處，當帶脈有問題，主要表現就是腹部脹滿，腰脊疼痛及婦科疾病，因此鮪魚肚雖是肥胖的象徵，實則是帶脈不通暢。代謝症候群以腰圍為指標之一，即是若帶脈不通，接著出現三高將是必然的事，不足為奇。

每日扭腰甩手，全身不再疼痛

因為工作的關係需長期坐著操作電腦，這幾年來產生了頸部、肩膀、腰部及後背痠痛的職業病。隨著年歲漸長，疼痛與日俱增，嚴重時手抬舉不高也坐立難安。雖常常藉助民俗療法的推拿復健，卻都只是短暫的效果而已。

因緣際會我接觸了養生功法，開始練習扭腰甩手，一段時間之後，身體的疼痛感減低很多，讓我更具信心繼續地做，現在「扭腰甩手」已成為每天必做的事，三、四百下輕而易舉，五百下也不嫌多喔！現在每天早上起床輕鬆許多，還要跟各位分享——我的腰圍變小了！

長時間久坐是腰痠背痛主因

人體的骨骼有支撐身體的作用，是人體運動系統的一部分。骨與骨之間以關節和韌帶連接起來。一般人總認為，當腰痠背痛身體不適時，要坐著多休息以減輕疼痛，但事實上，人平躺時腰椎所承受的壓力約為坐著的 1/6，而站著約為坐著的 1/2。

換句話說，坐姿才是對脊椎產生最大的壓力。根據國民健康署「國人健康促進、態度與行為調查」發現，三成的台灣民眾，每天坐著不動的時間，超過七小時以上，怪不得因腰痠背痛而求診的次數僅次於感冒。

平常辦公做文書工作、打電腦、吃飯、看電視，甚至連人的移動也是坐在各種交通工具上，生活只是從這一張椅子換到另一張椅子。人若長時久坐會使肌肉長期處在緊張、收縮的狀態，造成血液不容易順利的回流而聚積在下肢，導致壓迫腿部肌肉群，而漸漸出現痠麻、腫脹的感覺。尤其現代 3C 產品的高度使用，頻繁地運用到手臂部位的肌肉，罹患腰痠背痛的年齡層不僅明顯降低，甚至出現視力減退，頸部、肩膀及手臂的痠痛現象。

■■■ 可改善腹部肥胖

　　此時，學習「放鬆」就是一個很重要的關鍵。首先，要偶爾察覺觀照自己的姿勢是否和諧平衡，坐三、四十分鐘之後要起來走動，喝杯水並活絡一下筋骨。若能演練「扭腰甩手塑腰腹」，以腰部的力量帶動身體的轉動，同時一手的魚際彈擊肩井穴，另一手的掌背彈擊後腰部位，不僅可立即改善緩解肩膀、手臂、胸部、腹部、背部、腰部及整個腿部肌肉的緊繃僵化，並且通暢「約束諸經」的帶脈，進而疏通連結全身的經絡，讓氣血順暢流通。

　　「扭腰甩手」簡單易學，隨時隨地都可操作，只要每天花些時間持久習練，立竿見影，幾天後就會感受到此功法的效果，是忙碌的現代人生活中不可或缺的有效健身功法。若能將扭腰甩手融入為生活中的一部分，勤勞恆久不間斷地演練幾個月，一定能精神抖擻，有效改善腹部肥胖及身體諸多症狀，遠離疾病的健康生活必是指日可待。

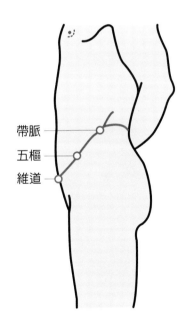

帶脈
五樞
維道

〔圖1〕 帶脈及其三穴示意圖

招式

■■■ 姿勢

1 雙腳打開與肩膀同寬，腳掌平行向前自然站立。

. . . .

2 左腳向左橫跨一步，轉動身體時，膝蓋不彎曲，腳跟不離地，腰部放鬆。

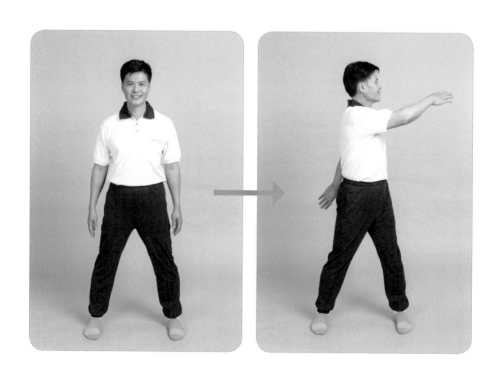

3

用腰部的力量帶動身體轉至左側
90 度，右手的魚際彈擊左側肩
井穴，同時左手之掌背彈擊後腰
部位。

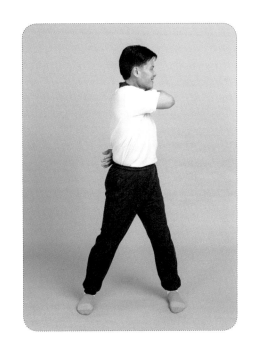

4

再用腰部的力量帶動身體轉至右
側 90 度，左手的魚際彈擊右側
肩井穴，同時右手之掌背彈擊後
腰部位。

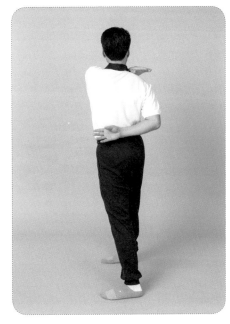

5

扭腰甩手時，頭正頸鬆、保持正直而不用力，肩膀保持平行。

① 剛開始若肌肉及關節還未放鬆，身體不要轉到定位（90度），以避免受傷。

② 扭腰甩手先從一百下開始，再逐漸增加到二百、五百、一千下或更多，越多越好，以有效疏通帶脈。

③ 魚際彈擊肩頸和掌背反拍後腰部位的剎那是同時的。

④ 魚際彈擊肩頸和掌背反拍後腰部的同時，要有反彈的力道，而且也是動念轉腰的同一刻。

▪▪▪▪ 心法

① 甩手前，用心於全身放鬆。細微觀照由頭部至腳掌的放鬆。

② 初始時，專注於腰部放鬆。

③ 腰部鬆柔帶動扭腰，百下以上，甩手會變成手臂自動飄起，氣注五指，此時可專注於手掌、手臂氣行變化。

④ 初學者可「以數數」來攝心，左一下，右一下。也可左右來回數一下，或只數左或只數右。此攝心法如禪坐數息法及安那般那念法，雜念迅速獲得控制，進而融入忘我境界。

功效

① 因飲食習慣及長期缺乏運動，致使腸管蠕動力量減少，協助排便的肌肉收縮力減弱。轉動腰部能加強腰、腹、骨盆腔的肌肉群功能，會打嗝及排氣，可治療習慣性便祕及改善腸胃功能。

② 因擴張胸肺，增強氣血的循環流動，強化氧氣及營養之輸送及
　體內廢物的排除。

③ 轉腰帶動雙手彈擊肩頸及後腰部位，能解除背部的緊張狀態。

④ 腰部鬆柔靈活之後，能改善脊椎毛病所引起的腰痠背痛、腿部
　痠麻等症狀。

⑤ 增強腎臟功能，改善泌尿系統及生殖系統。

⑥ 牽引伸展大片的肌肉群，塑身效果顯著。

⑦ 能強化免疫系統的功能，有效改善體質。

歌訣

（一）久坐命
神明坐久得繞境，凡人久坐必釀病，腰痠背痛不得寧，八成人們有此命

（二）神明比
辦公上課均坐椅，公車三鐵吃宴席，開會泡茶或看戲，久坐竟跟神明比

（三）爽自己
背肌壓力各有異，坐立躺姿六三一，誤認坐著可休息，傷筋損肉爽自己

（四）不氣派
腰部環繞是帶脈，總束諸經任搖擺，久坐帶脈行瘀礙，鮪肚上身不氣派

（五）可做主
腰痠背痛不動族，扭腰甩手來消除，帶脈疏通塑腰腹，氣通全身可做主

（六）飄巧妙
扭腰甩手手自飄，魚際肩頸互彈巧，掌背反拍在後腰，彈拍同時腰轉妙

（七）姿正確

雙腳平行同肩寬，左右轉腰膝不彎，轉九十度跟貼地，肩腰同步頭隨轉

（八）鬆腰動

首觀全身無不鬆，甩手用腰意帶動，手飄疏指觀氣送，數數專注念無縫

（九）養生術

扭腰不止塑腰腹，甩手強腎鬆脊柱，蠕動腸胃擴胸部，擺脫身疾養生術

（十）悔當初

勸君莫做植物族，帶脈瘀阻氣不足，能動且動多甩手，莫待失能悔當初

南半球也有練功天地

　　自從結婚生育小孩後，胃腸變得非常不好，時常腹痛、腹瀉、食慾不振、吸收不良，就醫好幾年仍然沒有改善。身體不舒服，心情也憂鬱悲觀。先生帶我進入大智慧氣功法門，接觸了健康功「甩手」功法，可以改善下腹部和腸胃功能。我就抱著姑且一試的心情，有空就甩手，在一段時間後漸漸地有了改善，而身體也逐漸健康起來。

　　二〇一二年遠赴巴西造訪兩位哥哥達三個月之久，每天清晨與他們全家人到附近公園習練功法，漸漸地有一些當地的居民加入練功的行列。事隔多年，哥哥全家人因身心受益良多，因此熱心持恆教導這一套簡單又容易學的養生氣功，在口碑相傳下，目前南半球也有許多巴西人在練功哦！

第四章
慢快行走益難數

學理

　　「體能」常是自我瞭解健康趨勢的常用指標。一般我們都用走遠路、爬樓梯、搬重物、爬山或旅遊等活動的體力狀況，或活動後疲累程度來衡量，跟別人比、或跟自己年輕的時候比，如果差不多，就沒事，如果跟以前比差一截，就會承認「不能鐵齒」、「人總是會老」等看似自怨無奈，實則自我安慰的話；如果體力差同年齡的人很多，那可就是個震撼了。

　　不幸的是，隨著年齡的增長，退化老化是必然，大多數的人都是每況愈下，尤其過了四、五十歲之後，體能開始衰退，怪不得台灣俗話有句「就卌著未獵」的說法，諷刺男人上了四十歲以後體力大不如前。倘若年齡不老，體能卻是江河日下，一直走下坡，未老先衰，常人必然會探究快速老化的原因，而究其主因，不外是運動不足。造成運動不足，除了忙碌與懶動外，剩下的多是因老化或受傷、或不喜歡動、或不能動，因為越怕痛、越不動的結果，必形成惡性循環的困境。

■■■ 運動不足是大忌

現代人在忙碌的生活中，不要說規律運動，有時甚至連步行都是奢侈的活動。據世界衛生組織（**WHO**）的報告，每年有二百萬人因運動不足而死亡，有三千萬人死於心臟病等疾病，其致病因是「運動不足」。

常言道：「老化從腿開始。」根據統計，人過了四十五歲，骨骼、肌肉會開始出現老化，尤其大多從腿部開始。一般人到六十歲時，下半身的腿力只剩四成左右。又因習慣搭乘電梯及各項交通工

開始「行走練功」後，背部疼痛緩解

這是身體一個奧妙的旅程！記得在二○○八年的中秋節後，連續幾天晨起，左肩疼痛，到了傍晚疼痛竟延至手臂，「簡單的舉手」變得困難！求診醫院復健科，確診「頸部椎間盤突出」，主任醫生建議先行服藥、復健，若未見改善，則考慮開刀。誰能不聞刀色變呢？

於是，每日定期不懈驅車去復健，經半年後仍未有起色，正考慮動刀之際，巧遇了健康功，尤在「行走練功」後，左背疼痛竟自緩解，於是，數月備受疼痛的身心，恍若荒漠喜飲甘泉，就這樣幾乎每天以「行走練功」為定課三十分鐘，揮別了痛楚，更忘了曾是椎間盤突出的受難人呢！

具來代替步行，因此更加速腿部的退化。美國著名心臟病學家保羅・懷特博士提出「腳是人的第二個心臟」的說法，他提倡步行鍛鍊能預防動脈粥樣硬化，並首創以走路作為心臟病和心肌梗塞病人康復治療的方法。

■■■「走路」是關節炎的救星

每個人都不可避免受傷、老化及退化，人的骨頭與骨頭接觸的地方，就是關節軟骨。正常的軟骨組織外觀平滑光亮，但隨著年紀漸長及過度的磨耗，久之會出現退化性關節炎，也就是有疼痛、關節變形腫脹、關節活動時有聲音、早上剛起床時感覺僵硬，下床運動後稍稍緩解等等的症狀。

一般人若有上述症狀，都會有「減少運動，以免磨損關節」的錯誤觀念。相反地，適當的運動可增強關節周圍的肌腱，而減少軟骨磨損的機率，而屬節律性運動的「走路」就是退化性關節炎患者的最佳選擇。

被譽為醫學之父的希波克拉提也說：「走路，是人類最好的醫藥。」在已開發的國家，多將行走列為其國民二十一世紀獲得健康、長壽、幸福的健身法寶。科學研究證實，行走之所以有這般多的好處，主要是它可迅速改善我們的健康體適能（Health-related physical fitness），而場地、設備、團隊等都不需特別的安排或配套，是最經濟又實惠的運動。

評估健康體適能

健康體適能是專業客觀評估一個人體能的工具，它對心臟、肺臟、血管、肌肉均做充分的掌握與瞭解。良好體適能代表著身體各器官組織都能發揮正常功能，而使其具有勝任日常工作、享受休閒娛樂及應付突發狀況的能力，因此，體適能可視為人類身心機能的具體反應，其具體表現即為：運動能力、工作能力、對環境的適應以及對抗疾病之免疫力。

健康體適能的四大要素指標包括：

（一）心肺耐力

心肺耐力是健康體適能最重要的部分。指的是個人的肺臟與心臟，從空氣中攜帶氧氣，並且將氧氣輸送到組織細胞加以使用的能力，所代表的意義，是整個身體的氧氣供輸系統運作的能力。因此，心肺耐力可以說是個人的心臟、肺臟、血管，與組織細胞有氧能力的指標。

心肺適能較佳，則心肌有力，血管通暢無阻且有彈性，肺活量及肺泡氣體交換效率高，血液中血紅素含量高，故可以使人們的活動、工作持續較久，而不至於很快就疲倦，且更有效率。以健康的角度來看，擁有良好的心肺耐力可以避免各種心臟血管疾病的發生，因此心肺耐力可說是健康體適能中最重要的因素，也是各項體適能的重點。

（二）肌力與肌耐力

肌力與肌耐力合稱肌肉適能，「肌力」是指某部位肌肉或肌群對抗阻力或重力時所反應出的力量，一般而言是指肌肉或肌群在一次收縮時所能產生的最大力量。「肌耐力」是指某部位肌肉或肌群維持使用某種肌力時，能持續用力的時間或從事反覆收縮動作時的持久能力（次數）。當肌力和肌耐力衰退時，肌肉本身往往無法勝任日常活動及緊張的工作負荷，容易產生肌肉疲勞及疼痛現象，甚至引起下背疼痛；肌肉適能佳，則肌肉結實有張力，身材勻稱，身體的姿勢也較能維持。

（三）柔軟度

柔軟度係指任何可以使身體彎、屈、扭、轉，而不使姿勢破壞的能力，客觀地說，就是人體各關節所能伸展活動的最大範圍。柔軟度好的人活動自如、體態優美，像瑜伽運動、盤腿打坐，均需有良好的柔軟度。相反地，柔軟度不好的人，其關節活動範圍將會受到較大的限制，突發狀況發生時也較容易受傷，且容易疲勞。

（四）身體組成

肥胖或瘦弱雖然都是影響健康的因子，但是肥胖才是真正威脅到生命的危險因子。高血壓、心臟病、肝膽疾病、糖尿病、肺活量減少、高血脂症及骨關節疾病等，均與肥胖有密切的關係，因此身體組成，特別是身體脂肪百分比成為健康體適能的重要指標。

▪▪▪ 正確行走，有益抗老

根據美國疾病管制暨預防中心（CDC）研究資料顯示，每天行走一萬步，每次行走至少三十分鐘以上，可幫助減肥、預防心臟病。每週健走三小時以上，因常走路而有較好的血液循環，讓血液流到肝臟微血管末端，增強代謝的功能，不僅可降低 35%~40% 罹患心臟病的風險，並可避免脂肪肝。而女性在更年期之後，每年骨量以 3%~5% 的速度流失；因此，除了補充鈣質之外，適當的運動也很重要。這些實證的報告，都在告訴我們一個事實：「行走」可具體改善體適能。

事實上，正確的步行確實是最為理想的運動，在各類有氧運動中是最被醫生們所推崇，它可以有效的增強體質和免疫力。中華民國骨質疏鬆症學會則建議每分鐘走九十至一百二十步（中等速度）的健走，可以有效的提升骨密度，達到健康的狀態。人體有六百多條的肌肉，2/3 集中在下半身。透過走路可增進肌肉與關節的強韌，帶動氣血循環，加強神經的傳導。

總而言之，想要維持健康體適能、想防止快速老化及關節退化，正確有效的走路，絕對是最佳的選擇。

招式

■■■ 招別

散步

1

要先做好肌肉及關
節的暖身動作。

2

沒有固定的招式,放
鬆心情的隨意走路。

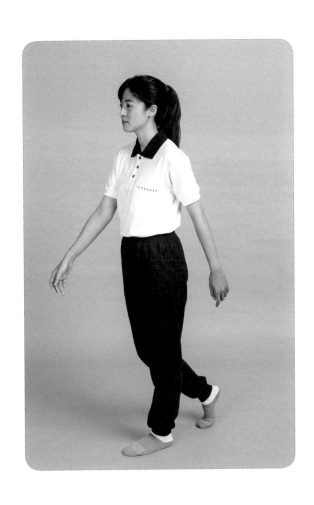

慢走

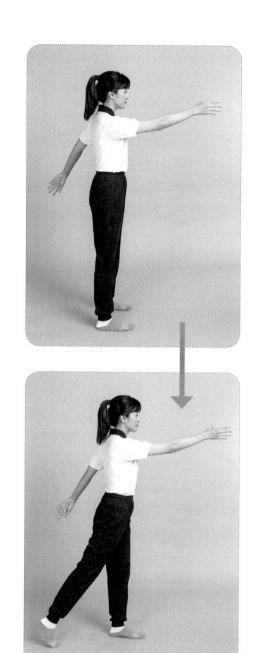

1　抬頭挺胸，頭擺正、收下巴，軀幹自然挺直，雙眼向前平視。

2　手臂擺動的高度，超過肩膀而不超過頭部，大拇指約和眼睛等高。

3　雙手掌心平行相對，手臂伸直不用力，手肘不彎曲，自然擺動到最後。

4　肩膀放鬆保持正直，同時也挺直上半身，讓腰部靈活的轉動。

5　雙腳跨大步，腳跟先著地，再讓腳底、腳趾著地，上肢與下肢配合協調，步伐緩慢，且心情放鬆地走路。

行走

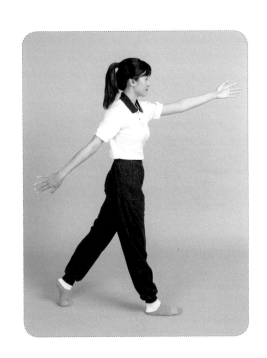

1 頭、手、腰、腳的招式
與慢走相同。

2 雙手掌心要再微微張開
一些,擺動雙手臂更有
力量。

3 藉助腰的放鬆,使行走
的速度更快更有節奏。

快走

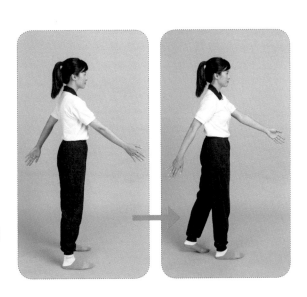

1 手臂擺動的角度約
與身體成 45 度。

2 雙手擺動更快時,
步伐的速度也會跟
著加快。

疾走

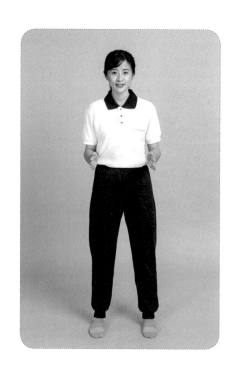

1 雙手掌心相對，手肘彎曲與上臂約成 90 度。

2 以腰為軸心，如騎腳踏車或火車輪軸的轉動，以圓的方式轉動手臂。

3 肩膀、手臂、手肘向後伸展至極致，會產生如橡皮筋反彈般的一股反作用力，來轉動手臂。

4 放鬆肩膀、腰部，讓身體柔軟和諧，且充滿彈性地前進。

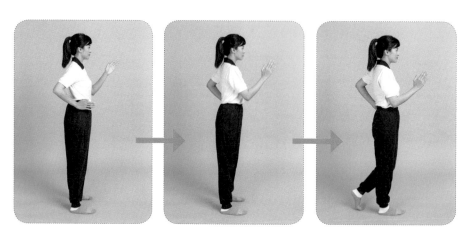

極速疾走

1 雙手掌心向下，置於身體正前方，距離腰部（帶脈）約五到十公分處，肩膀放鬆。

2 雙手隨著腰的轉動而在腰間左右擺動。

3 雙腳完全伸直放鬆，腳跟先著地，步伐小而快的全速前進。

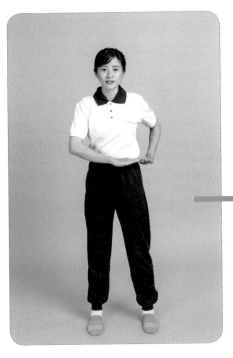 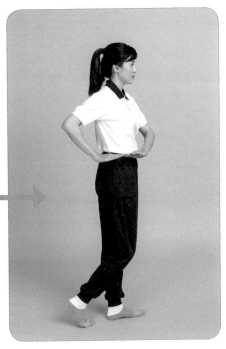

■■■ 時間

① 每次行走，至少三十分鐘，招式及速度可自行視體能調配。

② 每週至少行走三次。

■■■ 場地

① 田徑運動場最佳，PU 跑道不易造成運動傷害，又可方便計量運動量。

② 室內夠大的場地亦可。

③ 跑步機可替代各種場地。調整跑步機的速度，可習練各種行走功法，調整坡度還可快速增強肌耐力及心肺功能。

④ 公園步道、平直安全的馬路。

■■■ 心法

在安全無虞的場地，可配合心法習練。

① 心念專注於似鐘擺的雙手。特別去覺察手向前擺時，手臂行氣舒指的感覺。

② 亦可觀照行走時手腳的配合，而其平衡和諧以腰來連結，專注於此有利帶脈的疏暢。

③ 亦可專注於輕盈的腳步，或湧泉穴。

④ 默數腳步數、行走操場圈數、手擺次數等，讓雜念摒除，逐漸身心合一。

⑤ 在步道或馬路行走，則以安全為首要，隨時注意來人、來車、顛坡、交通號誌、馬路坑洞等，不要雜念紛飛即可。

功效

❶ **有效塑身**：肥胖是百病之源，正確的走路且能持續有恆，能有效燃燒消耗掉體內的脂肪，減輕體重，達到塑身的效果。

❷ **強健心肺**：走路會降低血壓，減低阻塞動脈的脂肪量，預防和治療心臟病、高血壓等多種疾病，並能增強心肺的功能。

❸ **健康大腦**：行走使血流速度加快，供氧量增加，促使腦部釋放腦內啡，活化腦神經細胞，使腦部更加活躍，提升精神，防止大腦退化、老年癡呆。

❹ **強壯骨骼**：人的骨骼也需要運動，有效的行走就是對骨骼施予重量訓練，可讓身體多吸收鈣質，提升骨質密度，對抗骨質疏鬆症。

❺ **促進消化**：能增強消化腺分泌的功能，促進胃腸蠕動，增加食慾，對糖尿病、肥胖症及習慣性便祕等，有良好的作用。

❻ **增進活力**：行走能增加骨頭及肌肉力量，解除緊張壓力，讓人感覺精神愉快，活力充沛，而延緩衰老，延長壽命。

❼ **遠離癌症**：根據美國「護理健康研究」一項長達二十年的統計研究，一週運動七小時以上，可以降低 20% 的乳癌罹患率。英國的研究也發現，每天快步走半小時，能大幅降低罹患部分癌症的機率。

歌訣

（一）比體能

自比比他比體能，每況愈下說天成，體力不若同年庚，未老先衰怎麼撐

（二）惡循環

運動不足奪命關，多因忙碌把命還，體衰老化嘆氣短，受傷怕動惡循環

（三）第二心

腳為人體第二心，腳弱心臟倍嘗辛，走路不只健腳筋，適能增強體能進

（四）腳為先

身體退化腳為先，骨鬆退化關節炎，怕痛少動是關鍵，適切運動病收斂

（五）行要點

手擺如鐘拇齊眼，頭手軀直眼看前，腳跟著地跨大步，慢走行走之要點

（六）手訣竅

快疾極速手訣竅，快走手擺半直角，火車疾走輪飛飆，極速左右手半腰

（七）腰運巧

慢快疾走腰運巧，靈活鬆柔轉轉妙，手腳貫串和諧調，原來走速控在腰

（八）心法訣

馬路行走重安全，用心擺手或腰旋，摒除雜念偶數圈，專注每步在湧泉

（九）唯走路

塑身健腦強筋骨，心肺消化有大補，遠離癌症慢病奴，防老益壽唯走路

（十）益難數

行走功法益難數，區區走路省功夫，經濟有效活筋路，男女老少莫大助

每日走路使我找回雙腳

我有每天運動的習慣，三年前不慎嚴重扭傷了腳踝，不僅無法讓我享受運動的樂趣，腳踝的緊繃疼痛更是時時的困擾著我。這期間，熱敷、電療、針灸、吃藥、熱水泡腳等等持續了一年多，效果並不顯著。

直到有一天，主治醫師 ：「止痛藥不能再吃了，靠自己鍛練看看，或許可以改善。」於是，我忍著痛，試試行走，從散步、慢走、行走，去和身體共同奮鬥。每天下班就到附近的校園操場，簡單的腿部暖身及甩手後，就開始行走。從半小時慢慢再拉長時間，現在幾乎天天走上一個多小時。身體告訴我：謝謝主人找到健康的雙腳。

第五章
自然靜站念漸無

學理

　　氣功門派雖然五花八門，各門派功法也多玲瑯滿目，但是大多數的氣功宗師多有「招式不必多，功法越簡單越好」的教示。許多氣功大師，在其一生習功心得中，常透露玄機，以宗派內某簡單的招式來詮釋其一身功夫，令人不解。如太極拳大師鄭曼青先生，他不但將楊氏太極百八式濃縮成三十七式，在其四十六年的習功心得中，竟只一個「挒」式了得，此正說明了這個道理。

■■■ 易學易練才是好功法

　　招式簡單，不只越好學，也易習練，唯需持之以恆，假以時日，修練必有所成就。不過，內行看門道，外行看熱鬧，初學者多喜歡招式越多越好，越複雜越厲害，姿勢越奇怪就越高深而莫測。反之，對於易學易習練的簡單功法，認為太簡單了，層次不高，必然無大功效，而且由於招式單調，久練無聊，故無法持久習練，當然也收不到滿意的程度。

殊不知，許多氣功之招式多又複雜，容或有其特殊功效之目的，但若仔細探究，萬法同宗，各宗派只是將某些簡單基本招式進行些微調整，增減之中，花樣百出，標新立異，淪為只為與其他宗派有所區隔的花招，然無實際功效。

▪▪▪ 觀照全身，自然就能放鬆

俗話說：「練拳不練功，到老一場空。」拳是招式、架勢、技巧，功可以是動功或靜功。靜功以站、坐為主，動功則有行走、舞動等。站功只有一式，姿勢的差別，只有從站到半蹲的體位高低之別，室內外均可習練，且無需任何輔助或配合器具之要求。「自然靜站」是諸靜功中最原始、最簡單、最易學，卻也是效果非常好的一種靜功。

「自然」，就是姿勢自然，心靈自然，呼吸自然。「靜站」，目的不是在鍛鍊肌肉，而是身心在鬆、靜、自然的狀態下，所產生的自然張力。如何在靜站時，讓自己的心完全放下，沒有罣礙、平靜如水、不動如山、回歸自然？

當我們將全身完全的放鬆不用力，觀照身體由頭、頸、肩膀、雙手、胸、腹、背、腰、大腿、膝蓋、小腿、腳踝、腳掌的肌肉、骨頭及關節，沒有任何的緊繃、用力、僵硬，自自然然地站立著，身體的骨架會猶如積木般地堆疊，不需用力，也不會垮下，肌肉就像衣服掛衣架般地掛在骨架上，毫不費力，這是人體最放鬆站立的姿勢。

這個時候，平靜細微地覺察身體的某一個部位，或觀照一呼一吸的律動，雜念自會慢慢地摒除。此時，心靈也因專注而漸趨平靜安定，雜念紛飛的現象自然消失，不用刻意壓制，這是心靈自然的起點。

▓▓▓ 自然靜站回歸腹式呼吸

什麼是呼吸自然？當嬰兒出生時，自然就會慢慢地、細細地、均勻地吸氣到很深的地方（腹部下丹田），而我們練習自然靜站

靜心使我脫離憂鬱

本人在四十七歲那年，因為長期的工作壓力，以及生活上處於極度不開心的狀況下，身心嚴重失衡，於是開始有憂鬱的傾向，情緒極不穩定，接著引發惡性腫瘤的衝擊，頓時陷入晦暗悲慘的人生。高中同學帶我去嘉義學氣功，由於每天認真練功之下，果然奇蹟似的扭轉乾坤，找回健康的身體！

我特別喜歡靜心，自然靜站可以把身體完全的鬆掉，全身毫不用力站著，觀照一個一個念頭出現、消失，漸漸地全身會更鬆、更飄浮，心情也越來越平靜，這種舒服的感覺，讓我在夜裡能睡得更加深層，隔天的活動力就更加來勁，現在的我還可以帶著可愛的小孫女四處走走，自己越來越年輕，希望這個美好的經驗，可以分享給更多人。

時，呼吸也是慢細勻深的吸氣到下丹田，這就是所謂的「腹式呼吸」，也是自然呼吸。但是，我們在成長的過程中，逐漸以「胸式呼吸」來應付緊迫繁忙的活動，但我們只要一躺平，便恢復「自然呼吸」，故靜站時，恢復為原來的自然呼吸，才是回歸自然的呼吸方式。

若能姿勢自然，心靈自然，呼吸自然，「氣」就會從百會穴、會陰穴及湧泉穴之間激盪迴流，而產生強大的激力和動能，穿透每一個靈魂細胞與肉體細胞，而達到三位一體、天人合一的境界。雖然只是一個看似簡單的自然靜站，但其效果卻是不可思議，妙不可言。

招式

■■■ 姿勢

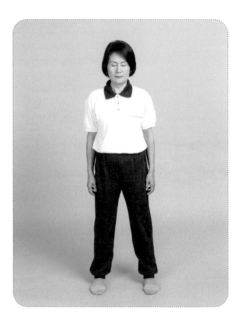

1 雙腳打開與肩膀同寬，腳掌平行向前，全身重量平均分散在整個腳掌，腰部及膝蓋不用力。

2 頭正頸鬆，鬆肩垂肘，兩手自然下放，輕鬆不用力地恍若置身於水中般。

3 兩眼向前平視，閉上眼睛或瞇瞇眼都可以。

4 習練時，姿勢一動也不動，就連腳趾也不輕易動一下。

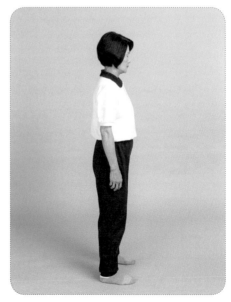

∎∎∎ 呼吸

① 當吸氣時，肚子膨脹（橫隔膜下降）不用故意吸到肚子撐大的
程度，自然地吸飽就好。

② 吸飽時，自然會吐氣。

③ 吐氣時，宜慢且長不中斷，此時橫膈膜會上升，肚子會內縮，
自然吐氣。

∎∎∎ 心法

① 察覺觀照身心，盡量放鬆全身的肌肉、骨頭及關節，要完全沒
有雜念地把心靜下來。

② 呼吸慢、細、勻、深，純任自然，立身中正，巍然不動。

功效

① 身體與四肢保持固定的姿勢，肌肉保持靜態的緊張，因身體之
重量，造成血管緊縮及壓力，強化下肢神經血管的暢通（足太
陽膀胱經），提高腰腿肌肉和下肢骨關節的支撐能力。

② 因重力壓縮，使內氣由湧泉穴經由中脈、任脈、督脈回流到達
腦部，強化大腦皮質層及中樞神經。對高血壓、失眠、氣血循
環不良、耳鳴等神經系統及循環疾病，有舒緩的效果。

③ 身鬆、心靜、身心和諧平衡，呼吸會漸趨於穩定而慢細勻深，
加速人體的新陳代謝，能使體內毒素快速地排出體外。

④ 自然靜站是最好的入門基礎功，不守竅或以意念引導氣的流

動，不僅不會產生任何的副作用，甚至能很快地感受到氣在身體的流動，對身心健康有很好的功效。

⑤ 靜站是耐心及毅力的磨練，不僅能鍛鍊激勵出體力的增長，而且能幫助心靈及情緒的安定，長久練習能疏通經脈，而達到養生益壽的目的。

歌訣

（一）最根本
氣功五花又八門，招式怪異又安怎，試問那式快準狠，笑答最簡最根本

（二）簡功妙
招式簡單功深妙，易學久練必見效，初學單調且無聊，誤認低階或無料

（三）靜同宗
俗云練拳不練功，究竟到老一場空，功有動靜法源同，百家靜功道同宗

（四）不可省
站坐靜功皆上乘，練氣修心不可省，為何功境峰難登，招富功窮何以成

（五）不妨站
站坐靜功難比讚，坐功修定易入禪，練氣修心不妨站，隨緣修練更簡單

（六）自然站
自然靜站身輕鬆，腹式呼吸氣入中，雜念漸無心寧靜，身鬆心靜氣血通

（七）身自然
膝鬆腰柔肩寬站，肉披骨架水中攤，頭正頸鬆眼直看，垂肩墜肘身自然

（八）心自然

吸氣腹凸氣入丹，呼氣肚凹勻且慢，覺察不戀北中南，觀息無念心自然

（九）第一等

靜站氣強體力增，湧泉任督氣翻騰，無妄無念神安正，養生益壽第一等

（十）簡中貴

自然靜站勤不廢，無招無式作意退，只需自然心回歸，萬功基礎簡中貴

「自然靜站」讓雙腳重新有力

　　年歲漸長，身體的症狀慢慢顯現出來，雙腿容易無力，尤其上下樓梯更不舒服，後來又產生耳鳴及失眠的問題。在日積月累之下，整日無精打采。家人因為學習養生氣功有很好的感受，所以鼓勵我練習「自然靜站」來增進活力。

　　坦白說，一開始我是懷疑的，因為雙腿已經痠痛無力，卻要我「站立」練功？所以沒有信心、也沒有認真練習，但禁不住家人一再鼓勵而開始由十分鐘、二十分鐘到可以輕鬆自然地站上三十分鐘。現在的我雙腳變得比較有力，爬樓梯可以一個腳步一個階梯，晚上也比較好入睡，耳鳴也改善許多，希望我們大家都可以越來越健康。

第六章
鬆柔梳頭緊繃除

學理

人體的兩大重要經絡系統，十二正經及奇經八脈都直接或間接地匯集於頭部，其中足三陽及手三陽主司人體六腑的氣血，都分布在頭部及臉部，任督二脈也皆匯集於此，故古醫書記載：頭為「諸陽之首」、「諸陽所會，百脈相通」。

■■■ 頭部的重要性

更詳細地說，頭為一身之主宰，在中醫學理中，頭是諸陽所會。足三陽：**膀胱經、胃經**及**膽經**從腳掌經背部、腹部，經過頸部、或經頭後，到臉部；手三陽：**大腸經、小腸經、三焦經**從手指經手臂、頸，也均經行臉部；任督二脈均起於會陰，督脈走背部，任脈走腹部，在身體中線上行，督脈繞經頭頂，經臉部到口腔內上顎門牙齒齦處（齦交穴），任脈則往上至下唇下方之承漿穴，只要舌抵上顎，兩脈相連。這些經脈多在臉部與其他經脈相絡，形成一個綿密的網絡，醫典說百脈相連，名符其實，也怪不得中醫師治療

多種疾病，常在頭部下針。

由上述可知，頭部的重要性不言而喻。我們每天刷牙、洗臉、洗頭都有疏理頭部經絡的功能，梳洗完總覺得神清氣爽，但若要有顯著的養生效果，則非梳頭莫屬。

▪▪▪ 常梳頭能養生

自古以來，中□□□有梳頭養生的做法。宋朝大文豪蘇東坡也是□□□□□自傳中就描述許多養生良方，透露出他也□□□□養生之道，他的詩寫道：「羽蟲見月爭翩□□□□梳冷快肌骨醒，風露氣入霜蓬根。」自述□□□□醒，氣入髮根的情境。另外他的《醫藥雜□□□良方》一書中寫道：「梳頭百餘下，散髮□□□□述詩句均可推測蘇東坡有晚上梳頭的養生

□□□□錄》著作中寫道：「梳頭洗腳長生事，臨□□□書》上說：「髮多梳，則明目去風，常以□□□原候論》中寫：「千過梳髮，頭不白。」□□□□就已經發現了梳頭養生保健的好處。醫學研究也指出，加強對頭皮的摩擦，能有效刺激頭皮末梢的神經和皮下毛細血管，可祛風散濕，預防高血壓、腦動脈硬化、腦中風、頭痛及老年癡呆症等疾病。

梳頭還是梳髮？中醫古籍《黃帝內經》中提到：「發為血之

大智慧靈氣研究會

髮柔鬆

簡易八式健康功

餘，腎其華在發。」發即是髮，頭髮是「血之餘」，肝藏血，肝血充足，就能供應頭皮血流；腎氣足，頭髮就烏黑亮麗。因此梳頭也是梳髮，兩者一兼二顧，不一不異。

■■■ 肩頸僵硬容易生病

人的頸部是由七塊頸椎、六塊椎間盤和所屬的韌帶構成，上有重達五到六公斤的頭部，下有四肢軀幹，是活動度最大的椎體，但也是脊椎中最脆弱和最容易受傷的部位。頸部往前一吋，頸椎受力就是頸部的二點六倍，越往前彎受力就越大。

正常的頸椎是靠頸椎椎間盤、韌帶、頸部肌肉、肩部肌肉之間的張力與拉力的平衡來完成支撐的力量，惟若此平衡失調，例如：長時間的低頭工作、長時間低頭看手機、網路族整天守著電腦螢幕

長期雙手梳頭，成功緩解頭痛

我和先生開了一間小吃店，每天早上就開始忙碌直到晚上，「頭痛」一直跟著我，吃藥也沒什麼用，只好忍受著頭痛將近二十年。因為女兒的用心，開始教我靜下心坐著，用雙手輪流梳頭，她還放音樂讓我放鬆，不知怎地，內心很舒服，身體感覺很輕鬆、也很享受，雙手越梳越順，頭竟也不再壓縮的痛！在女兒的陪伴下，我持續用雙手梳頭，幾年下來，成了有趣的習慣。氣功，原來這麼簡單又有效，解決我長期的頭痛，真的覺得自己很幸運也很感恩！

太久、肩頸肌肉長期緊繃、長期處於不正確的姿勢、睡眠不足、壓力過大等等，就會造成頭痛、頸部、肩部、手臂痠痛無力、心率失常、暈眩、耳鳴、視力模糊等症狀。

■■■ 頸部失衡就會不健康

醫學臨床觀察指出，罹患中風的病人高達 90% 以上都有頸椎的疾病；而有失眠、神經衰弱的病症，也有 70% 的人是由頸椎疾病引發。另，頸椎疾病常也會引發血壓升高或降低，其中以血壓升高居多，稱為「頸性高血壓」。而如何避免頸部受傷與做好頸椎的保養，實在是每個人要特別注意的課題。

因此，平時要觀照身體在行住坐臥間，是否有保持和諧平衡的正確姿勢，從側面看耳垂要落在肩膀的中間，如果是前傾或後仰就是姿勢不良；要提醒自己不要長時間的低頭工作、閱讀看書或盯著手機及平板，每次低頭幾十分鐘後，應緩慢地轉動頸部及肩膀，舒緩僵硬緊繃的肌肉及關節，再配合扭腰甩手。

做任何的運動前都要先確實地做好暖身運動，舒緩肌肉及關節，以避免過度激烈的動作，而造成頸椎受傷或運動傷害；常做收下巴的動作停留三到五秒，可端正頭部，協助頸椎放鬆，並穩定脊椎，暢通氣血。而本簡易八式健康功之梳頭，與一般坊間或古人之梳頭略有不同，特別重視頸、肩、臂、肘、腕之放鬆，及梳頭時的全身連動，身心合一，不只是梳頭本身的好處及功效，連同頭、頸、肩壓力過大的問題，一併解決。

鬆柔梳頭後生活品質變好

　　我是一位擔任行政工作的上班族，上班時間須長期坐著，下班回家的休閒就是 3C 一族以紓解壓力。時日一久，感覺視力變差了，而且肩頸緊繃、睡眠品質不好也悄悄地找上門了……。很幸運地我認識了簡八健康功，而鬆柔梳頭讓我感受最為深刻──很放鬆的站著，雙手慢慢舉起輪流梳頭，配合著柔和的音樂，我體會到全身越來越鬆、越柔、越順，難以形容的舒暢啊！雖然身體改善許多，仍然應該自我督促少用手機，天天勤練梳頭才行。

招式

■■■ 招別

① 梳子梳頭法。

② 以指代梳法（指梳法）。

③ 氣梳法。

■■■ 姿勢

① 雙腳打開與肩膀同寬，腳掌平行向前自然站立。

② 膝鬆腰柔，由頭部至腳掌的觀照，放鬆不用力。

③ 不方便站者，坐、躺也可梳頭，只是很難進入氣梳法。能站不坐，能坐不躺是基本原則。

▪▪▪ 梳法

梳子梳頭法

1 從前額髮際處往後梳，經頭頂、後腦勺到頸後，可分中、左、右三區來梳。

2 再從顳側（額頭兩邊）髮際處往後梳、經耳朵後方再到頸後。

3 全頭每回約梳二百到三百下，可一天多回。

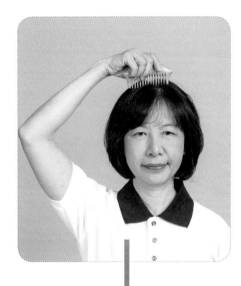

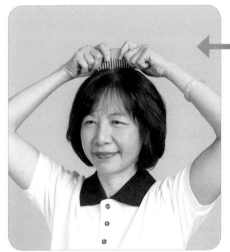

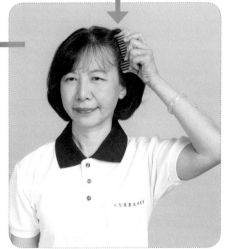

4 梳子梳頭，單手為主，兩手交替，也可雙手共持一梳。

以指代梳法

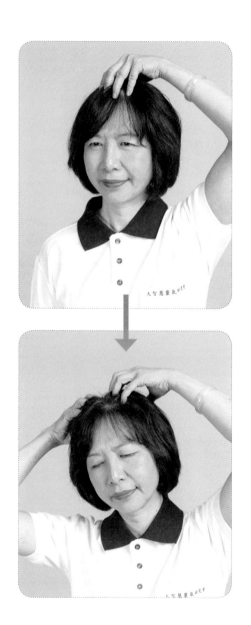

1 以手指、手掌代替梳子來梳頭，或以指頭按摩頭部的方式來疏理。

2 可先單手，再兩手交替，進而雙手同時運作。

3 先由手指、手腕、手肘，推及到整個手臂、肩膀的完全放鬆，再深入到肩胛骨（膏肓穴附近）、背部、脊椎、腰部，最後延伸到整個腿部。

氣梳法 ｜ 當身心和諧合一之後，全身自然而然地進入到完全的柔軟放鬆，不拘形式，隨氣而動，御氣而行，沉浸氣海中療癒身心，妙不可言，才是氣梳法的境界。

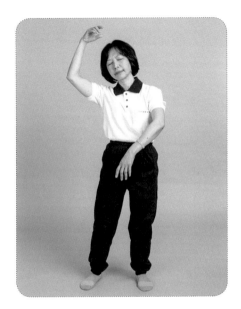

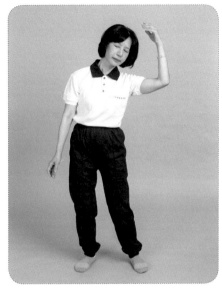

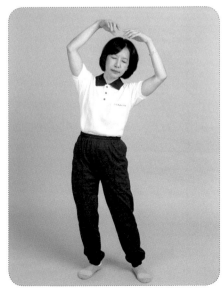

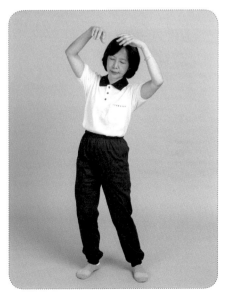

∎∎∎ 注意事項

① 宜選用圓頭的木梳子或牛角梳，盡量不使用尖頭鐵梳或塑膠梳，以免頭皮受傷或產生靜電。

② 梳子梳頭或指梳時，力道要適中。太輕無效，太重頭皮易受傷，梳到頭皮有微熱感即可。

③ 節奏速度不急不躁，並從髮根梳到髮梢，一氣呵成。

④ 剪短指甲，避免刮傷頭皮。

⑤ 早晚四季均可梳頭，次數、時間長短，並無禁忌。唯中醫多籲避免濕頭梳髮。古有春季、早上最宜梳頭之說，蘇東坡則獨好晚上梳頭，可自參考。

功效

① 頭部是人體的主宰，也是五官和中樞神經所在之地。加強對頭部的按摩，可調理氣血，疏通腦絡，幫助睡眠，防止大腦老化，並使臟腑得到修復。

② 人體經絡最豐富，穴位最集中的部位在頭部，加強對頭皮的摩擦，能疏通頭部側面膽經的二十個穴位，改善頭部的血液循環，使頭髮得到滋養，髮根牢固，防止脫髮。

③ 能健腦提神、緩解精神緊張、消除疲勞、增進中樞神經系統的平衡協調功能，延年益壽。

④ 有效改善頸部、手臂、肩膀、背部、腰部和腿部的痠麻疼痛，以及緊繃不適的症狀。

⑤ 以指代梳到放鬆無為時，全身的肌肉與骨頭關節連結，能通暢經絡，促進血液循環，增強免疫系統的功能。

歌訣

（一）諸陽會
諸陽所會頭及面，百脈相通且相連，氣血從來頸為先，血餘腎華髮絲牽

（二）古來多
梳頭養生古來多，月下千梳在東坡，書論揚梳江鯽過，尚賢臥梳太平窩

（三）梳益多
醉翁之意不在酒，梳益何止髮烏溜，脾胃肝腎皆有救，一寢天明腦得休

（四）力適巧
木角作梳勝塑膠，圓頭梳腳避尖角，全頭梳理力適巧，一梳到底根至梢

（五）反覆循
單手交替雙手運，雙手共梳頭上巡，髮際周內梳遍勻，不急不躁反覆循

（六）指梳功
以指代梳更輕鬆，全頭梳理方竟功，指腕肘肩順推動，換得頸腰腿不繃

（七）氣梳現
身鬆心靜氣機現，氣旋雙臂竄指尖，手舞項上無可限，氣梳宛若小周天

（八）勤梳頭
日常生活勤梳頭，何必計較夜或晝，古說春陽勝秋收，多梳為道參天候

（九）神清透
額枕髮際梳前後，顳側依樣來伺候，身鬆梳理數百回，肌骨乍醒神清透

第七章
放鬆掌擊導氣速

學理

　　如本書前幾章所述，中醫理論認為人體臟腑的生理運作、皮肉筋骨四肢能夠維持正常功能，都因「氣血」的營養及能量的供給，所以氣血是人體的物質基礎與能量來源。而氣有統御血液的功能，所謂「氣為血之歸」，換句話說，很多的疾病都是氣血失調所引致，而血是靠氣引導，因此，氣是健康的主要關鍵，實不為過。

　　人體的穴位數量驚人，十二正經就有三〇九穴，它是對稱分布，故共有六一八穴。我們的雙手有手三陰和手三陽共六經循行，此六經雙手共有一八二穴，其中四十六穴分布在小小的雙手掌上，占四分之一強。如加上奇穴、新穴、阿是穴等，手掌穴位更是密集。

■■■ 讓反射區互相刺激

　　手掌上更有幾十個臟腑反射區（圖1），如：心、肝、脾、胃、腎等，也有如高血壓、頭痛等病症治療的相應敏感點，其原理

在本書第二篇第二章已述及，在此不再贅述。「掌擊」相當於這四十六個穴位及反射區相互撞擊和刺激，外人聽到掌擊聲如雷貫耳，其實內在的經脈更是澎湃洶湧。

掌擊從外觀上看就像是在拍手一般，就是以雙手掌心為主，手指為輔，相互拍打、彈擊，但是雙掌相互撞擊產生反彈，再因拍擊力道加壓，形成一個規律的彈擊，如此刺激雙手手竅和穴位，把身上的病氣、邪氣和穢濁之氣，從毛細孔、穴道、竅門（重要的穴道）及手指指尖排出。

力道由小而大，最後用力相互拍擊，藉由掌擊時產生的音波之震動傳導，不僅能疏通身體的氣徑，也是一種聲波的身心療癒過程。倘配合自然細微地觀照身心，能快速的帶動氣血循環，進而深度開發內在潛能與智慧，達到提升身心靈的境界。而團體掌聲所產生的共鳴與共振（曳引作用），氣勢磅礡，不只激勵人心，效果更是絕佳。

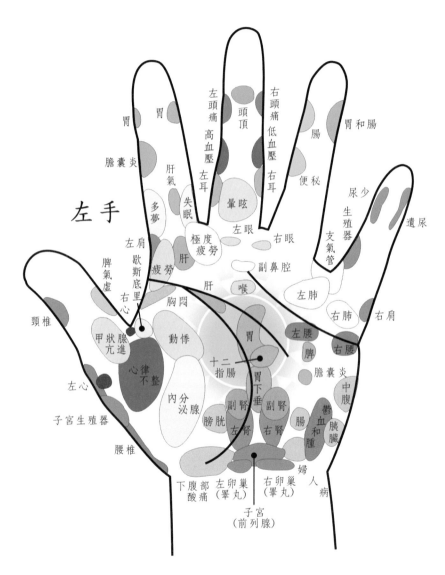

〔圖1〕掌擊之身體狀況反射參照圖

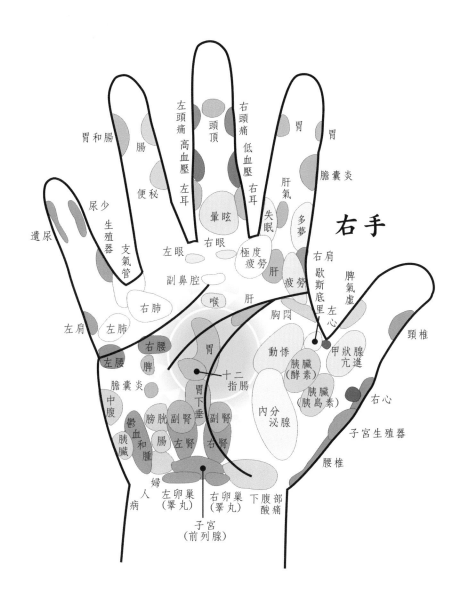

右手

招式

▪▪▪ 預備式

1 雙腳打開與肩膀同寬，腳掌平行向前平均著地自然站立。

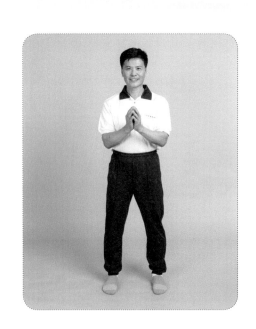

2 用心細微的觀照頭、頸、肩、手、胸、腹、背、腰、膝、踝及腳掌，放鬆不用力。

3 雙手合掌立於胸前，指尖朝上約 45 度，手掌下緣約與心窩磁場等高，手掌距離胸部約 10 至 15 公分，指尖不超過肩膀高度。

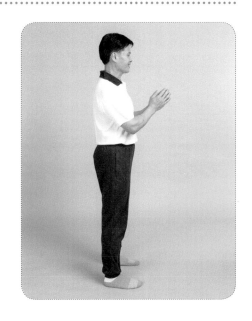

■■■ 招別

| 小掌擊 | 小掌擊時，以掌心為主，手指為輔，雙手彈開的寬度約 10 至 15 公分。 |

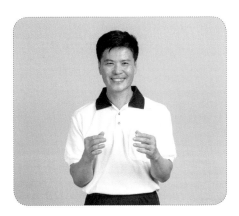
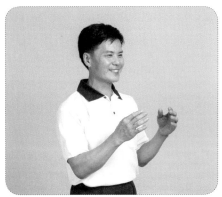

| 中掌擊 | 中掌擊時，雙手微向前推出，手掌距離胸部約 20 至 25 公分，以掌心為主，手指為輔，力道加大，雙手彈開的寬度約與肩膀等寬。 |

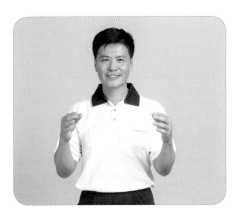
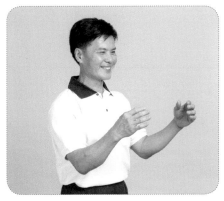

大掌擊

1 大掌擊時，手肘、手臂完全水平伸直於身體兩側，同時做擴胸動作。

2 雙手約與肩膀等高，並向後伸展至極限。

3 雙手掌同時向前方合擊，合擊的剎那彈開雙掌，雙臂水平回到身體兩側。

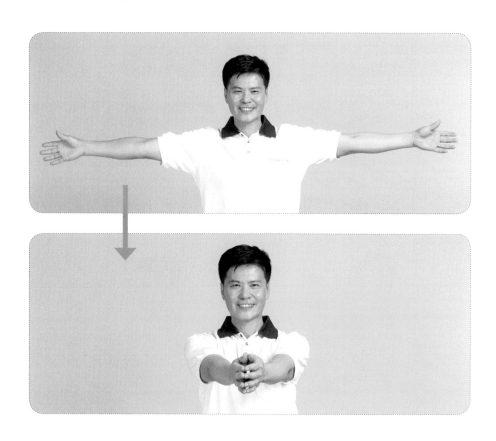

花式掌擊

1 上位：手掌下緣的高度，要超過頭部。

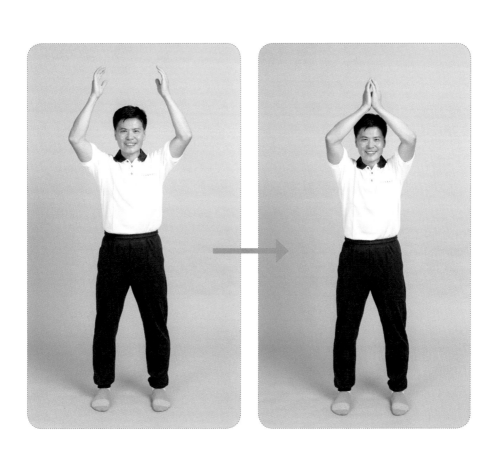

2 中位：手掌置在胸前。

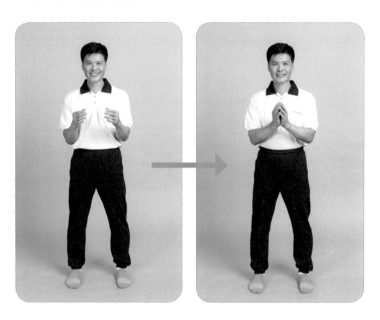

3 下位：輕鬆地彎腰，手掌置於膝蓋前方。

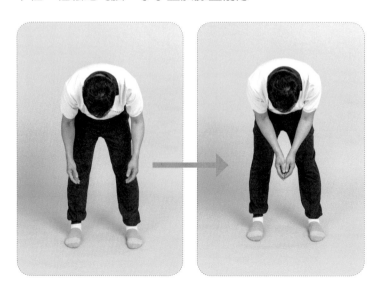

▄▄▄ 姿勢

①　立姿：最基本也是最普遍的姿勢。

②　坐姿：乘坐車輛或腿部不舒服，身體不適合站姿者可採用。

③　跪姿：演練跪姿靜功後，順著氣感加強掌擊。

④　行走：戶外散步、行走或爬山時。

⑤　原地踏步：適用於室內或戶外，手腳並用。

▄▄▄ 六度

①　高度：雙手合掌立於胸前，手掌下緣約與心窩磁場等高，手指頭不超過肩膀的高度，以使手掌心（勞宮穴）對應膻中穴（中丹田）。

②　深度：雙手手掌與身體胸部之距離要適當，才能放鬆手臂以及肩膀。

③　角度：手指朝上約 45 度是手臂最自然的姿勢，同時能讓氣打通中脈。

④　寬度：掌擊時雙手掌之距離，隨掌擊的招式而不同。

⑤　鬆度：先由掌指、手腕的柔軟，由小而大，帶動手肘、手臂、肩膀及背部的放鬆。

⑥　速度：依個人的節奏自然掌擊。

▄▄▄ 心法

①　膝鬆、腰柔、身如波浪。

②　掌如水母、指如弦。

③ 專注於掌擊之剎那、雙掌反彈後之壓縮。

④ 掌擊結束前，可以小掌擊由慢而快，由快而疾，由疾而爆發，爆發數十秒後止，雙手緩緩下放，並靜靜感受雙手氣脈賁張流暢的快感。

■■■ 注意事項

① 掌擊後，若手掌出現白粉狀、瘀青、龜裂，甚至輕微出血等現象，皆屬於正常的反應現象，不要過度擔憂，可以適當的力道繼續演練。

② 若因場地之限制不宜用力掌擊，以免聲響太大影響別人，可用心輕輕地彈擊，雖效果差些，但仍可改善及安定身心。

③ 掌擊時，一定要由手腕的放鬆，連結到肘關節與肩關節的放鬆，以避免因長時間的掌擊導致肩膀痠痛。

④ 掌擊時可播放節奏適合的音樂，依著節奏掌擊。掌擊時間並無限制，一次以 15 至 30 分鐘最適中，若興致一來，氣機乍現，一、兩個小時也無妨。

功效

① 有效刺激手竅和穴位的運作，能快速的將氣與能量反射進入穴位和經絡，刺激、提升內臟的運作和功能，活化全身細胞，促進氣血循環和新陳代謝功能。

② 雙手置於胸前心臟、肺部及膻中穴位置，對於心臟及肺部有非

常好的療效。

③ 由於掌擊時雙手完全動起來，加上擴胸動作，故對手部、肩膀、腹部及腰部亦具有療效。

④ 改善手腳冰冷、頭暈頭痛、氣喘以及便祕等症狀，並可提升免疫力。

⑤ 手部和足部是相對應且經絡相聯通，因此掌擊對腿部的氣血循環，也有很大的幫助。

歌訣

（一）掌滿穴
正經穴位六一八，手六經穴三十趴，區區手掌巴掌大，四十六穴滿掌灑

（二）實不虛
雙手密藏反射區，臟腑器官各盤據，雙手萬能實不虛，自疾自治自知趣

（三）怎開放
掌擊看似在鼓掌，何因喝采何事忙，滿手經穴怎開放，自我激勵氣血暢

（四）掌擊招
立坐跪走可掌擊，雙掌彈開距分級，小中大來高中低，還有花式運隨氣

（五）擊六度
六度定位掌擊姿，寬速端視擊何式，高不過肩深五吋，角度四五鬆由指

（六）不唐捐
膝鬆腰柔心莫喧，身如波浪久不倦，掌似水母指如弦，聽濤共振不唐捐

（七）速導氣

獨擊群擊兩相宜，音樂助興莫拘泥，止前快掌爆發力，簡八功中速導氣

（八）疾自療

活絡氣脈開手竅，針對心肺更有效，全身連動溫手腳，提升免疫疾自療

（九）大力現

鼓掌多為獎表演，豈知勵他又自練，下回再遇適場面，不再吝嗇大力現

「掌擊」讓心臟更健康

　　自認身體還不錯的我，兩年前感到胸悶喘不過氣，嚴重暈眩，家人趕緊送我到醫院急診，醫師診治結果建議裝兩支心臟血管支架，這無情的宣判如晴天霹靂，一時無法接受，因為我只容易疲倦、偶爾胸悶而已，怎會如此嚴重呢？

　　老師鼓勵我開始練習「掌擊」，初期有肩膀痠痛及手掌瘀青的現象，教練告訴我手掌瘀青是心臟改善的反應，並且要觀照手腕、手肘、肩膀、腰及腳的放鬆，慢慢地掌擊出心得，每次掌擊完，身體微微流汗，精神卻神清氣爽，胸悶疲倦的現象也沒了，為了我的「心」更健康更快樂，到現在我每天開心的掌擊……

第八章
舞動生機活力足

學理

　　現代人的生活節奏快速，講求效率，生活模式已不同以往，平時熬夜加班，三餐外食，上下樓層都乘坐電梯，出門大多搭乘汽車或大眾交通工具，視走路為畏途，將流汗當受苦。

　　久而久之，會引致身心失衡而產生身體疲累、免疫力下降等症狀。事實上，要有良好的生活品質，除了要有適量的休息、均衡的飲食外，規律持恆的運動，更是不可或缺的生活習慣。

　　世界衛生組織（WHO）指出，每年有 6% 的死亡率與身體的活動不足有關，排在高血壓（13%）、菸品使用（9%）及高血糖（6%）之後，是影響全球死亡率的第四大危險因子。根據我國衛生福利部〈國人運動習慣調查〉顯示，國內三十歲以上的成人，有高達六成沒有規律的運動習慣，其中又有二成三的人體重過重。而行政院體育委員會「二〇一一年運動城市調查」顯示，國人無規律運動習慣比率竟高達 72.2%。

■■■ 代謝不良是眾多疾病的成因

我們都知道，人體的健康與身體的新陳代謝息息相關。最新的研究甚至發現：癌症很可能也是代謝疾病的一種。人體排泄體內廢物的途徑主要有大便、小便和毛細孔的出汗，汗腺甚至有「第二個腎臟」之稱。如果我們不喜歡運動和流汗，毒素和廢物會殘留在身體裡面，讓肺部和心臟無法有效的運轉，致使細胞開始慢慢缺氧，血液開始變得濃稠。因此，要顧好身體代謝系統，我們絕對不能忽略「排汗」。

其實，大部分的人都深知運動的好處，卻以「工作太忙」、「沒有時間」、「沒有場地」為理由，而無法養成規律運動的習慣。這將會增加高血壓、高血脂、高血糖、冠狀動脈心臟病、大腸癌、骨質疏鬆、憂鬱症……等疾病的發生率。因此，國民健康署提醒民眾「運動永遠不嫌遲」，鼓勵大家養成規律的運動習慣，以大大的提昇健康體能。

■■■ 無招勝有招

俗話云：「活動，活動，要活就要動！」。生命只有在凋謝靜止時才不會動，因此只要是人，就一定要好好的活動，才能散發生命無限的喜悅與希望。《呂氏春秋‧盡數》：「流水不腐，戶樞不蠹，動也。」此句意謂流動的水不會發臭，經常轉動的門軸不會腐爛。比喻人能經常運動，動則不衰，才會有旺盛的活力，生命力才能持久。

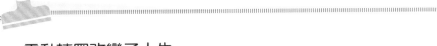

靈動轉圈改變了人生

　　從小體弱多病，隨著年齡的增加，過去的生活，都是在家庭與工作職場中忙碌和壓力下渡過。身體的病痛也越來越多，導致失眠的情形，必須吃安眠藥才能入睡，藥量逐漸加重，甚至後期連吃安眠藥也沒用。有一段時間幾乎無法入睡，每當近黃昏的時候，都恐懼黑夜的降臨，因為又要渡過漫漫長夜，那時真的快崩潰了，每天都處在負面的思維中。

　　所幸在陷入人生最低潮的時刻，一個因緣際會下，接觸我們的功法。我專心去學習靈動轉圈，在彈跳間，身體動能慢慢提升，身體更輕快，自然而然轉了起來，手放鬆的隨之飄高，感覺什麼事都沒了，煩悶也走了，只有愉快地轉著、跳著，我用自己的放鬆和舞動，趕走了生理的病痛，也翻轉了自己的人生，我改變了自己和家人，他們現在也跟我一起加入練功行列哦！

　　宇宙萬物無時無刻地在舞動變化。雨在水面上輕巧跳動，風在樹梢邊自在穿梭，鳥在枝頭上跳躍歌唱，雲在天空中鬆柔飄逸，花在綠葉間搖曳生姿，嬰兒在懷抱裡手舞足蹈。人在輕鬆自然的狀態下，豐富沉鬱的內在，自由的找到出口，那是生命的接受與放鬆、是身心的和諧與舞動。

所謂舉手投足皆是禪，禪在日常生活中，因此「舞動生機活力足」並沒有固定的招式。換句話說，要用心地察覺日常生活中的任何活動。例如：走路、上下樓梯、進食、更換衣服、沐浴、家庭雜務、掃地、擦地板、讀書、寫字、插花、泡茶、騎腳踏車、運動、休閒娛樂及整理儀容等等皆是。透過專注的觀照這些活動過程中的舉手投足，是否有放鬆柔軟、不急不躁，身心合一。此時，舞動就在生活中了。

招式

■■■ 姿勢

① 舞動沒有固定的招式，能放鬆專注，舉手投足都是身心靈的連結合一。

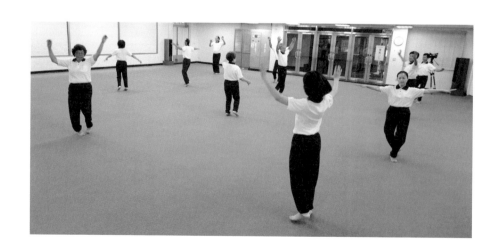

② 舞動是一種心靈的敞開與自由,當一個人敞開肢體去迎接去奔放的時候,就是和天地共振、和宇宙共舞!

③ 簡易八式的「按摩拍打強筋骨」、「十指搓揉通臟腑」、「扭腰甩手塑腰腹」、「慢快行走益難數」、「自然靜站念漸無」、「鬆柔梳頭緊繃除」、「放鬆掌擊導氣速」,只要做到身鬆柔、心專注,都是一種舞動、生機與活力的展現。

④ 初學者除了習練簡易八式的前七式外,可擇一安全場地,自我放鬆,隨著音樂晃、搖、擺、揮、轉、跳、踩、踢、跑等,不從大腦記憶與欲想做出來的手舞足蹈,用心專注在自己的任何動作上,不要去在意自己的表現,更不需不好意思、怕被別人看見或評論,盡情揮灑,專心做自己,久而久之,每每能入忘我情境,就能體現舞動生機活力足的內涵了。

⑤ 在身鬆心靜,無為無我之下,就有機會自然地進入無極拳法、漫步踱步、靈動舞與靈動轉圈。這部分的進展需要有經驗的本法門教練從旁指導。

▪▪▪ 心法

自由自在,盡情揮灑。

功效

① 增強肌肉與關節的活力與柔韌性,使動作能靈活輕巧,反應迅速敏捷。

② 促進血液循環，增強心臟的活力及肺臟功能，改善末梢循環，緩減衰老。

③ 增進胃腸蠕動，幫助消化吸收的功能，增進骨頭強度，防治骨質疏鬆。

④ 提高免疫系統及內分泌系統的功能，使身體更有活力更健康。

⑤ 提高腦內啡的釋放，化解負面消極的情緒，提升睡眠品質。

歌訣

（一）福報大

摩登生活福報大，緊張忙碌難招架，汽車電梯代行爬，註定命中運動乏

（二）來害命

運動不足為主因，飲食無節眠無品，身心壓力勢威凜，現代疾病來害命

（三）流汗苦

運動不止耗體力，汗流浹背更難避，藉口忙碌無場地，冷氣房中好愜意

（四）汗排毒

流汗不僅可排毒，大量排出重金屬，宿毒得除護肌膚，快感乍現不覺苦

（五）無不禪

生活動靜無不禪，就差身在心不安，若是身鬆心簡單，自在舞動汗自乾

（六）梢飄搖

雨打水面水雨跳，風鳥跳躍搖樹梢，搖曳花姿浮雲飄，柔歌嬰兒手足搖

（七）偕共舞

舞動絕不套舞步，只求身鬆心專注，當下舉手與投足，宇宙接軌偕共舞

（八）皆舞動

按摩搓手行走功，甩手掌擊梳頭中，自然站立動即空，簡八前七皆舞動

（九）不保留

舞動有我一旦休，在意別人或害羞，面子雜念盡皆丟，自在盡情不保留

舞動讓我再度年輕

　　雖然知道「活動，活動，人只要活著就要動」的道理，也深知運動的好處，但可能是個性使然，很不喜歡運動流汗那種感覺。年過半百，身體抗議的聲浪越來越大了。大病雖無但小病常有，晚上難以入睡，好不容易睡著又會醒來幾次，一年到頭總要感冒個好幾次，心裡一直想要去做做什麼運動來改變現狀。

　　朋友帶我來學習養生氣功，最喜歡的是練功到最後舞動的時候，在輕快音樂的帶動下，全身沒有拘束地跳著、扭著，手任意揮舞，有時就轉了起來，汗水淋漓，感覺全身的疲憊和毒素，都拋開了，身體這麼解放，動能無限上綱，我終於知道自己還年輕！

參

長久持續不間斷

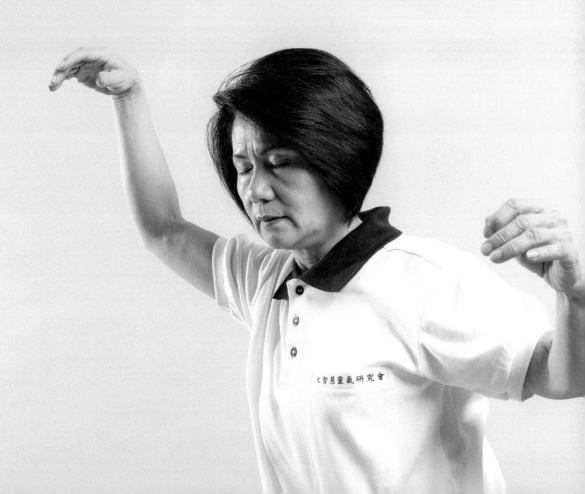

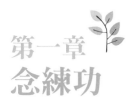

第一章
念練功

練功關卡人人有，多數卡在效急求，
靜練實修心莫糾，定課引伴更持久。

練氣功很好，練過氣功的人也很多，但能長久練下去的人卻不
多。練過的人心知肚明，未練過的人，不禁想問：「為什麼？」

練功需耐性持久

人們接收到的氣功訊息很多，幾乎每個公園一大早，就有許多
氣功團體群聚演練，偶爾也可以看到獨行俠在自練。他們或站樁，
或打拳，或拉筋，或舞動，風雨無阻，寒熱無礙，好不熱衷。若打
開網路，介紹自家氣功門派的網站更是目不暇給。公園及網路的氣
功訊息雖多，未學者卻不知從何下手。

根據經驗，會去某門派練功的因緣，大多是朋友介紹引進門，
自己上網、自動上門學習者較少，不然就是追隨名師、名門，因為
畢竟朋友介紹或名門名師的口碑，令人有安全有效之感，可減少初

次學功時的生澀和不確定感。

　　練功者如過江之鯽，但能持久習練者不多，能練成教練者更少，能成為一代氣功大師者則是鳳毛麟角。其實練氣功的過程，本來就存在許多關卡，而導致練功者半途而廢。關卡或許來自功法本身的因素，但大多是習練者的身心因素造成。

　　身心因素乃人之常情。已病者的身心俱疲，要風雨無阻地去公園練功，本來就很不容易，別說心理因素，單就身體體能要克服客觀困境就是大挑戰，除非有很堅強的意志和毅力，有者是少數，受人讚嘆。

最忌要求立即見效

　　練功有效嗎？是許多生病練功者心裡的疑問，從一被介紹開始，每次練功疑問就會浮上心頭。雖然想檢視功效是理性而常情，但毋需常常惦記著，因為此種念頭只是壞了每次練功的靜心，既不放下，也不放鬆。功效淡顯快慢，隨人因緣而有不同，總是出現在無意之間，過度在意反而適得其反。

　　養生是大多數練功者的主要緣起，或因病痛，或因身心不安、或因預防老病，追求長壽或因家人病痛而有練功養生的決定。初學者若未克服初步靜心，即專注於一，則功效要等待較久，而且功效也只是皮毛，許多人不知此理，在此關卡就打退堂鼓。半信半疑、漫不經心、急功求效、玩票攀緣等心態，也都是習練者不能練到某一階段或成效彰顯前就停練的心態。

練功是自我督促及克服困難

氣功本身就有一些特色，練氣功時需心念專注、動作單調、肢體疲勞、需時長久、專時專練等，都是導致許多心理未準備好的人，受不了而打退堂鼓的因素。其中，由於氣功和運動不同，許多人以為練氣功可以一邊練，一邊看電視、聊天或做其他無關氣功的事，結果不是無效就是無聊，當然練不下去。但是，除了練功時間以外，看電視或聊天時，也順便按摩拍打身體，也十指搓揉或扭腰甩手，對身體健康，不無小補。

練氣功之過程，是有階段性的，從一階到另一階的關卡，考驗著練功者能否更上一層樓。許多人練到某階段，出現索然無味、不知如何練或練不下去的狀況，若經老師、教練適時指導，加上自我督促及克服，則反而是進階的契機。

只要念著：「只有自己才救得了自己，不能救己哪能救人？」健康功是自救不求人的好功法，開始練，練下去，訂下定課，按表操課，呼朋引伴，介紹自己所練功法及心得，都是自己練下去的助緣。

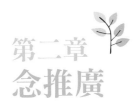

第二章
念推廣

好功不練如糞土，有練方是救命珠，

自練練好令刮目，分享功效也自度。

　　俗話說：「個人吃飯，個人飽。」事實上，練功養生也是一樣，「個人養生，個人好。」只要方法正確，持之以恆，世間就不會有我養生反而常生病，或你養生我健康的事。

　　本書所介紹的「簡易八式健康功」是功好、效明、值得普傳的氣功，之所以要「簡易」，乃著眼於好學、好練、好推廣。

　　習練此功者，可將本書及附贈的小書卡，上面印有功法影片的掃描條碼 QR Code，或相關資訊介紹給親朋好友，並將自己所經歷的練功故事及心得分享出去，是最有效的助人義舉，同時也是讓自己超越練功關卡的良方。

　　「自渡渡人」不是兩件事，不能自渡哪能渡人？能自渡，當下就是渡人；若有渡人之心、渡人之行，就是自渡，因此自渡渡人是一件事。自己把功練好，練功時的專注及勤奮就能引人入勝，令人

讚嘆而欲學習。

　　練功之後而改善了身心健康的表現，更是真實不虛的見證，這些都是練功人不假言說即能助人的力量。倘若心念助人，自己無有心得，表現平平，雖口若懸河，大讚功法殊勝又有何益呢？因此，只要練對的功，練好的功，把功練對，把功練好，願意分享，就是最好的練功人。

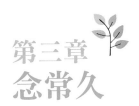

第三章
念常久

　　簡易八式健康功雖然八式可各自獨立練習，但是也可以組合成幾種套組來練習，或是整套全部習練；可以說是可分可合，彈性空間大的養生功法，適合現代人的忙碌及多樣化心態，比較容易起而行，行而常，常而久，故易見效。

　　八式中，按摩拍打、十指搓揉及扭腰甩手，此三式屬於手、腳、腰之暖身功，也是靜功之前行功法；靜站為靜功，具養氣之本質；掌擊、梳頭為半靜半動之功，而行走及舞動則為動功。大體而言，掌擊有導氣之功，行走有行氣之效，梳頭和舞動則是收合氣之大成。

　　為了讓初學者不畏懼練功的辛苦及克服其複雜度，也考慮到忙碌的現代人，一次要練整套功法，雖有心卻力未逮之憾，因此筆者貼心的將整套八式功法，善巧安排，考慮暖身部位，有動有靜，養氣、導氣、行氣、合氣的功法等，組合了幾組套功，讓初學者在更短的時間內上手，或體驗到氣功的效果，或感受到氣流動的奧妙！

自由搭配的組合套功

由於行走及舞動較受到場地之限制，掌擊之聲響會影響鄰居安寧，筆者得先假設習練者都能克服或安排的前題下，做下列組合套功的建議：

∎∎∎ 八式全套

習練者若要一次八式全部練習，則依八式之順序逐一習練，每式各一節（約十五分鐘），八式習練下來，大約兩個小時。歌訣押韻好記憶，順序很快就上手。

∎∎∎ 三式套功

此套適合只有半小時至一小時左右練功時間者。建議：暖身功三式擇一式，靜功或半靜半動三式擇一式，動功二式擇一式，組合成多種套功。

舉例：

「一、五、八」

按摩拍打 / 自然靜站 / 舞動生機：暖身後，先靜後動。

「二、六、八」

十指搓揉 / 鬆柔梳頭 / 舞動生機：暖身後，從半靜半動到動功。

「三、四、五」

扭腰甩手 / 慢快行走 / 自然靜站：帶脈啟動後，行走活絡，以靜收功。

「二、七、六」

十指搓揉／放鬆掌擊／鬆柔梳頭：十指搓揉後，順勢掌擊導氣，接著以充滿氣的手指手掌來梳頭。本套功適合有中樞神經系統或精神困擾相關問題，如失眠、憂鬱、精神不集中等之初練者。

依健康、症狀的組合套功

習練者亦可依上開原則，自行排列組合，恣意習練。若有症狀或疾病，除尋求正規醫療外，可依本書第二篇中各式之功效說明，自我練功調養，茲開下列幾個「身心處方」供讀者參考。

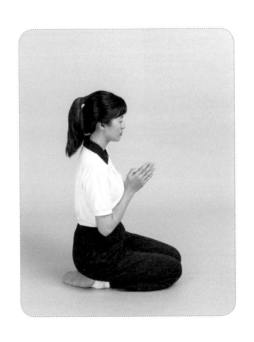

▪▪▪ 肢體痠痛

招式一 ▶ 招式五

1 按摩拍打強筋骨：
按摩部位至少一節。

2 自然靜站念漸無：至少一節。
（一節以十五分鐘計）

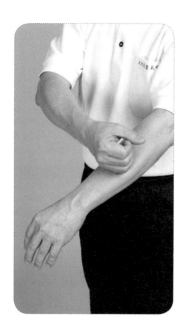

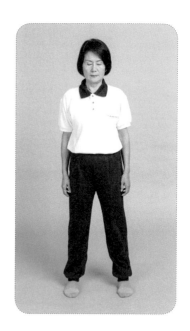

〔說明〕

以按摩拍打為主要招式，先於痠痛部位之上方處（近軀幹端）按摩拍打，疏解痠痛源頭後，再直接於痠痛部位上按摩拍打。按摩拍打後，以自然靜站讓全身放鬆，肢體痠痛迅速得解。下肢痠痛者，可採坐姿或躺姿按摩拍打，再以靜坐方式代替靜站。

招式一  ▶ 招式三 ▶ 招式六

■■■ 腰痠背痛

1 按摩拍打強筋骨：一至二節。

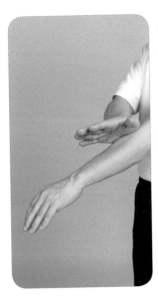
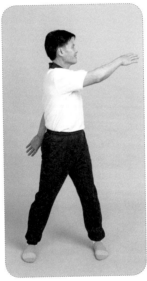
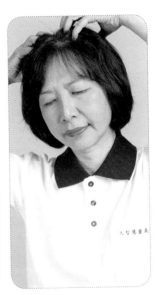

2 扭腰甩手塑腰腹：五百下（或一節）。

3 鬆柔梳頭緊繃除：一節。

〔說明〕

採坐姿或躺姿，先按摩拍打大腿及臀部，腰椎未滑脫者，可以練習扭腰甩手，舒緩腰背，最後以梳頭功來活絡放鬆上背部。

■■■ 失眠

招式二　招式五　招式七　招式六

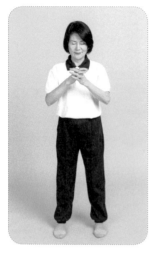

1 十指搓揉通臟腑：一節。

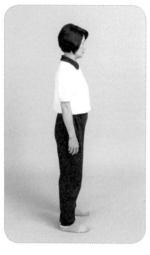

2 自然靜站念漸無：一節。

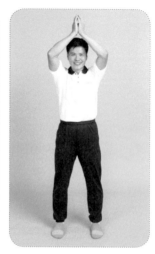

3 放鬆掌擊導氣速：一節。

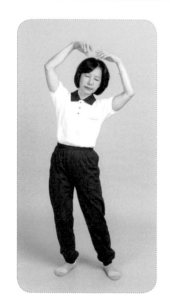

4 鬆柔梳頭緊繃除：一節。

〔說明〕

十指搓揉及掌擊均有活絡手部六條經絡及反射區的功效，均能疏理中樞神經系統。先十指搓揉後，逐漸平靜成靜站，以養氣並平息紛亂思緒的大腦，再以掌擊導氣，藉由充滿能量之雙手來梳頭，疏理頭部諸陽經絡，失眠自然會逐漸改善。

■■■ 體重過重

招式三 ▶ 招式四 ▶ 招式八

1　扭腰甩手塑腰腹：
　一至二節。

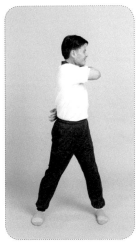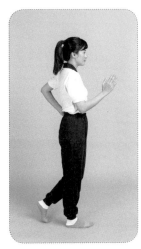

2　慢快行走益難數：
　一至二節。中間需
　轉換為快走或疾
　走，量力而為，以
　逐漸增加為原則。

3　舞動生機活力足：
　一節。場地不許
　者，可增加行走節
　數。

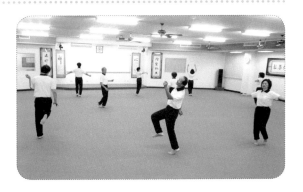

〔說明〕

扭腰甩手塑腰腹，降低體脂肪，行走及舞動均可提升體適能及消耗過剩的卡路里。每週至少三次，每次全程至少三節必能收效。

■■■ 抗三高 A

招式三 ▶ 招式四 ▶ 招式八

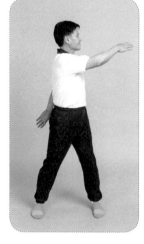
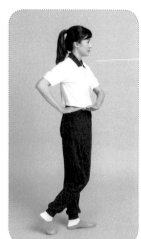

1 扭腰甩手塑腰腹：
一至二節。

2 慢快行走益難數：
一至二節。

3 舞動生機活力足：
一節。

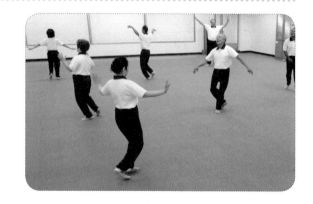

〔說明〕

純三高，未出現症狀者習練 A 方，以降低體脂肪、促進新陳代謝
及氣血循環為主軸。若三高所導致的症狀如：頭痛、胸悶、心律
不整、失眠等症狀，則加練 B 方。

■■■ 抗三高 B

招式二 ▶ 招式六 ▶ 招式七

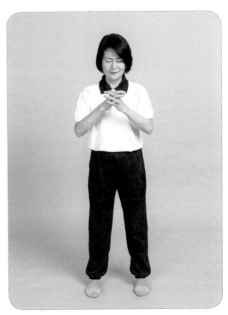

1 十指搓揉通臟腑：
一節。

2 鬆柔梳頭緊繃除：
一節。

3 放鬆掌擊導氣速：
一節。

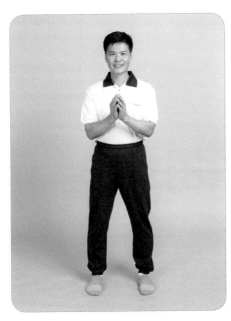

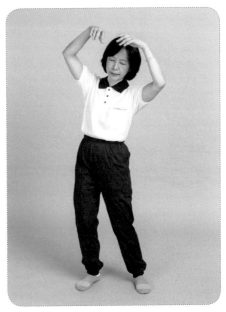

▪▪▪ 手腳冰冷 A

招式二 ▶ 招式四 ▶ 招式七

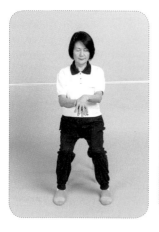

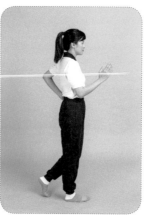

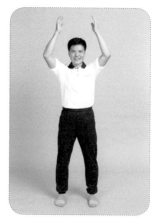

1 十指搓揉通臟腑：一節。

2 慢快行走益難數：一節。

3 放鬆掌擊導氣速：一節。

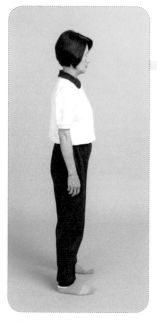

▪▪▪ 手腳冰冷 B

招式五

1 自然靜站念漸無：一至二節。

〔說明〕

十指搓揉及行走直接活絡手腳氣血循環。掌擊不只改善手部冰冷，實則全身均可迅速連結而改善肢體末梢循環障礙。靜功得力者，只要習練 B 方靜站一式，全身就熱起來，根本解決手腳冰冷問題。

∎∎∎ 消化不良

招式三 ▶ 招式四 ▶ 招式八

1 扭腰甩手塑腰腹：一至二節。

2 慢快行走益難數：一至二節。

3 舞動生機活力足：一節。

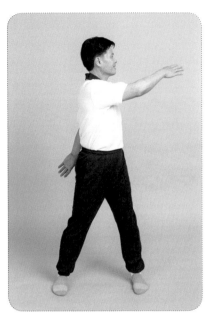

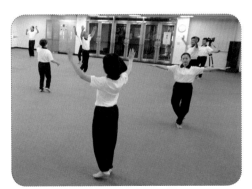

〔說明〕

扭腰、行走及舞動均提升副交感神經的活動，可改善胃腸蠕動緩慢所引起之食慾不振、消化不良、排泄不順等毛病。

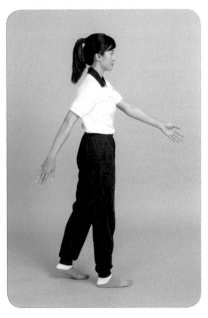

▪▪▪ 煩憂心躁 A

招式二 [QR code] ▶ 招式六 [QR code] ▶ 招式五 [QR code]

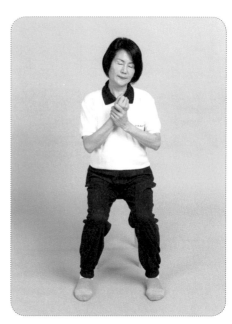

1 十指搓揉通臟腑：
一節。

2 鬆柔梳頭緊繃除：
一節。

3 自然靜站念漸無：
一節。

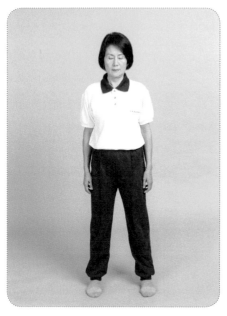

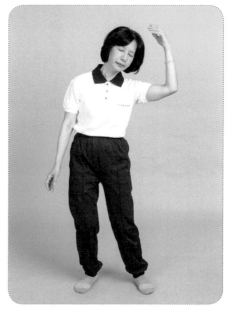

招式四 ▶ 招式七 ▶ 招式八

■■■ 煩憂心躁 B

1 慢快行走益難數：一至二節。

2 放鬆掌擊導氣速：一節。

3 舞動生機活力足：一節。

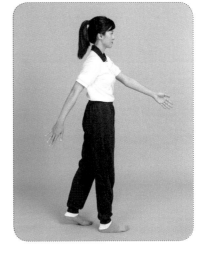

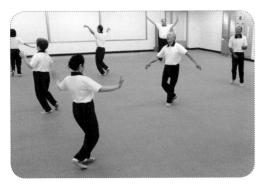

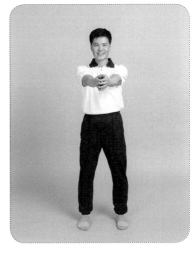

〔說明〕

A 方適合心焦神躁者，以疏理諸陽經之十指搓揉及梳頭功為主，並以靜站收心，澄心靜慮。若是憂鬱心悶，則以 B 方對治，行走、掌擊及舞動化解，功效明顯。如有疑問，或其他問題，可致電本書後所附之道場電話或網址諮詢。

單式深入

八式任一式均可單獨習練，不限時間。依資深習練者之經驗，暖身三式任一式若能至少做兩節（三十鐘），身心之練功準備狀態最佳。靜功則越久越好，但仍視體能狀況及心性安定程度調整，莫過度勉強，其餘各式則視練功時間自由分配了。

習練功法欲見功效，除了每一次練功之時間及品質需達一定程度外，每日或每週定課，持續數月至數年之恆練最為重要，若一曝十寒或久久一次，就算是一次久久，欲收實效，則是緣木求魚。因此，確實每天或每週有固定時間練功之功課，並且能連續十九週不間斷，則可宣稱練功習慣已初步養成。

為協助讀者養成練功習慣，本書特別設計練功計畫，幫助讀者度過恆久練功之障礙。

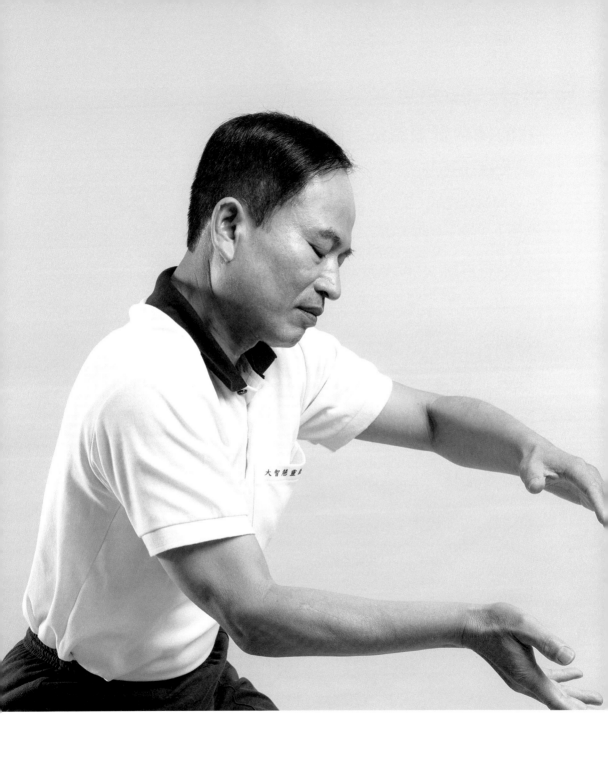

我的練功習慣養成計畫

一、習練功法

簡易八式第一、二、三、四、五、六、七、八式。（習練項目畫圈）

二、執行日期

自＿＿年＿＿月＿＿日起至＿＿＿年＿＿月＿＿日止，共計十九週。

三、週記

週別	時（分）	練功項目
第 1 週		〈　〉按摩拍打〈　〉十指搓揉〈　〉扭腰甩手〈　〉慢快行走 〈　〉自然靜站〈　〉鬆柔梳頭〈　〉放鬆掌擊〈　〉舞動生機
第 2 週		〈　〉按摩拍打〈　〉十指搓揉〈　〉扭腰甩手〈　〉慢快行走 〈　〉自然靜站〈　〉鬆柔梳頭〈　〉放鬆掌擊〈　〉舞動生機
第 3 週		〈　〉按摩拍打〈　〉十指搓揉〈　〉扭腰甩手〈　〉慢快行走 〈　〉自然靜站〈　〉鬆柔梳頭〈　〉放鬆掌擊〈　〉舞動生機
第 4 週		〈　〉按摩拍打〈　〉十指搓揉〈　〉扭腰甩手〈　〉慢快行走 〈　〉自然靜站〈　〉鬆柔梳頭〈　〉放鬆掌擊〈　〉舞動生機
第 5 週		〈　〉按摩拍打〈　〉十指搓揉〈　〉扭腰甩手〈　〉慢快行走 〈　〉自然靜站〈　〉鬆柔梳頭〈　〉放鬆掌擊〈　〉舞動生機
第 6 週		〈　〉按摩拍打〈　〉十指搓揉〈　〉扭腰甩手〈　〉慢快行走 〈　〉自然靜站〈　〉鬆柔梳頭〈　〉放鬆掌擊〈　〉舞動生機
第 7 週		〈　〉按摩拍打〈　〉十指搓揉〈　〉扭腰甩手〈　〉慢快行走 〈　〉自然靜站〈　〉鬆柔梳頭〈　〉放鬆掌擊〈　〉舞動生機

週別	時（分）	練功項目
第 8 週		〈　〉按摩拍打〈　〉十指搓揉〈　〉扭腰甩手〈　〉慢快行走 〈　〉自然靜站〈　〉鬆柔梳頭〈　〉放鬆掌擊〈　〉舞動生機
第 9 週		〈　〉按摩拍打〈　〉十指搓揉〈　〉扭腰甩手〈　〉慢快行走 〈　〉自然靜站〈　〉鬆柔梳頭〈　〉放鬆掌擊〈　〉舞動生機
第 10 週		〈　〉按摩拍打〈　〉十指搓揉〈　〉扭腰甩手〈　〉慢快行走 〈　〉自然靜站〈　〉鬆柔梳頭〈　〉放鬆掌擊〈　〉舞動生機
第 11 週		〈　〉按摩拍打〈　〉十指搓揉〈　〉扭腰甩手〈　〉慢快行走 〈　〉自然靜站〈　〉鬆柔梳頭〈　〉放鬆掌擊〈　〉舞動生機
第 12 週		〈　〉按摩拍打〈　〉十指搓揉〈　〉扭腰甩手〈　〉慢快行走 〈　〉自然靜站〈　〉鬆柔梳頭〈　〉放鬆掌擊〈　〉舞動生機
第 13 週		〈　〉按摩拍打〈　〉十指搓揉〈　〉扭腰甩手〈　〉慢快行走 〈　〉自然靜站〈　〉鬆柔梳頭〈　〉放鬆掌擊〈　〉舞動生機
第 14 週		〈　〉按摩拍打〈　〉十指搓揉〈　〉扭腰甩手〈　〉慢快行走 〈　〉自然靜站〈　〉鬆柔梳頭〈　〉放鬆掌擊〈　〉舞動生機
第 15 週		〈　〉按摩拍打〈　〉十指搓揉〈　〉扭腰甩手〈　〉慢快行走 〈　〉自然靜站〈　〉鬆柔梳頭〈　〉放鬆掌擊〈　〉舞動生機
第 16 週		〈　〉按摩拍打〈　〉十指搓揉〈　〉扭腰甩手〈　〉慢快行走 〈　〉自然靜站〈　〉鬆柔梳頭〈　〉放鬆掌擊〈　〉舞動生機
第 17 週		〈　〉按摩拍打〈　〉十指搓揉〈　〉扭腰甩手〈　〉慢快行走 〈　〉自然靜站〈　〉鬆柔梳頭〈　〉放鬆掌擊〈　〉舞動生機
第 18 週		〈　〉按摩拍打〈　〉十指搓揉〈　〉扭腰甩手〈　〉慢快行走 〈　〉自然靜站〈　〉鬆柔梳頭〈　〉放鬆掌擊〈　〉舞動生機
第 19 週		〈　〉按摩拍打〈　〉十指搓揉〈　〉扭腰甩手〈　〉慢快行走 〈　〉自然靜站〈　〉鬆柔梳頭〈　〉放鬆掌擊〈　〉舞動生機

勉語：我＿＿＿＿＿恭喜自己，克服種種忙碌的生活及懈怠的心理障礙，終於完成練功習慣養成計畫。這是不得了的里程碑，我的身心起了如下的變化：

_____

_____

_____

_____

_____

_____

_____

我歡喜接受這些變化所帶給我的感受，並決定在這個基礎上，將增加習練簡易八式所有／一、二、三、四、五、六、七、八功法，時間增加為＿＿＿＿＿分。

我也願意將簡易八式健康功及練功心得分享給八位親朋好友：

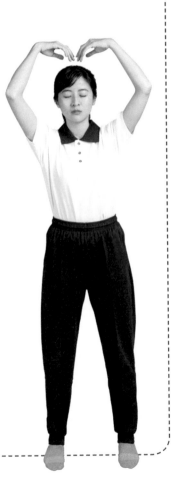

❶ _____

❷ _____

❸ _____

❹ _____

❺ _____

❻ _____

❼ _____

❽ _____

感恩我自己_____，為自己的身心付出十九週努力，回饋身心多年來為我承擔一切，人身難得，從今天起，我願意盡形壽以有效的功法感恩身心，莫負其恩。

話說：簡八分合練自由，貴在恆練不在久，客問功習安怎成？笑答持練十九週。

《地方道場資訊》

台北道場

聯　絡　人：郭瑩蓁
聯絡電話：0931-335199
地　　　址：新北市淡水區民權路23號23樓之28
開班時間：星期二 晚上8:00~9:30

苗栗道場

聯　絡　人：林瓊鈴
聯絡電話：0923-170848
地　　　址：苗栗縣公館鄉鶴岡村4鄰118之1號2樓
開班時間：星期一、三晚上7:30~9:30
聯　絡　人：吳保秋
聯絡電話：0919-826306
開班時間：星期一、三、五 早上8:30~10:30

台中道場

聯　絡　人：吳光榮
聯絡電話：0910-862287
地　　　址：台中市北屯區軍和街123號2樓〈台中市軍功里活動中心〉
開班時間：星期二 晚上8:15~9:40，星期四 晚上7:30~9:00
連　絡　人：吳光榮
聯絡電話：0910-862287
地址：台中市梧棲區立德街105號〈親子田藝術幼稚園〉
開班時間：星期三 晚上8:00~9:30

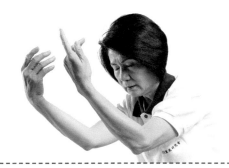

嘉義道場

聯 絡 人：陳碧蘭
聯絡電話：05-2753514
地　　址：嘉義縣番路鄉江西村崎腳20號
開班時間：星期二、四 晚上7:40~9:40

台南道場

聯 絡 人：陳思樺
聯絡電話：06-2545811
地　　址：台南市永康區正南六街89號
開班時間：星期三、五 晚上7:30~9:30

高雄道場

聯 絡 人：謝國勝
聯絡電話：0912-663880
聯 絡 人：周芳城
聯絡電話：0972-004111
地　　址：高雄市左營區華欣路100號
開班時間：星期一、四 晚上7:30~9:30

國家圖書館出版品預行編目（CIP）資料

簡易八式健康功：通氣血、防三高、提升自癒力，
讓你輕鬆找回健康／潘明聰，施文儀作. -- 一版. --
新北市：文經社，2018.07
　　面；　　公分

ISBN 978-957-663-765-0（平裝）
1. 氣功　　2. 養生

413.94　　　107006281

 文經社

Health 0013

簡易八式健康功

通氣血、防三高、提升自癒力，讓你輕鬆找回健康

作　　　者　　潘明聰、施文儀
責任編輯　　李艾澄、謝昭儀
校　　　對　　李艾澄、謝昭儀、大智慧靈氣研究會團隊
封面設計　　比比司設計工作室
版面設計　　比比司設計工作室

主　　　編　　謝昭儀
副 主 編　　連欣華
行銷統籌　　林琬萍

出 版 社　　文經出版社有限公司
地　　　址　　241 新北市三重區光復路一段61巷27號11樓（鴻運大樓）
電　　　話　　（02）2278-3158、（02）2278-3338
傳　　　真　　（02）2278-3168
E – mail　　cosmax27@ms76.hinet.net

印　　　刷　　韋懋實業有限公司
法律顧問　　鄭玉燦律師　　電　話　(02)291-55229

發 行 日　　2018年07月 初版
定　　　價　　新台幣 350元